だから、医者は病気を治せない

内藤政人

22世紀アート

まえがき

いきあたりばったり人生を自認する筆者ではあるが、大学入学直前までそもそも医者になりたいという気持ちが毛頭なかった。そのためかどうか医者になって医学医療界に身を置きながらつい批判めいたことを言ってしまうのかもしれない。医学医療界も、政界、官界、法曹界、音楽界、角界、花柳界、経済界、実業界、芸能界などと同じく、その中で暮らしてみないとわからないことがいろいろある。どの世界でもその真っ只中にどっぷりつかってしまうと、その世界では当然のように行われていることに対する善悪の判断能力が低下する。

筆者の専門は心臓の不整脈であるが、専門外のありとあらゆる領域の医療相談のために全国から患者さんが訪れるため、親友の内科医から「医療の駆け込み寺」とからかわれている。おかげでいろいろなことを勉強せねばならなくなった。全国各地での講演にも引っ張り出され、そこでも患者さんからの切実な医療相談が待ち受けている。真に医者は患者さんによって育てられるということを正しく身をもって体験している。これまでに筆者を鍛え上げてくださった患者さんに感謝の念で一杯である。

相談の内容は多岐にわたるが現に受けている診療に対する不満が多く、そこに現代医療の問題点や矛盾が見え隠れしている。

いつも感じる問題点のひとつは、医学の進歩とは裏腹に医者の平均的な技量はかえって低下していることである。複雑な人体を扱う医者の仕事はどこまでいっても個体差から逃れられないから、優秀な先輩医師の経験から学ぶべきことは多いのに、現代の医者はそれに耳を貸さず、押し寄せる厖大な過去の医学情報の方につい頼ってしまうという情報社会の盲点にはまり込んでいるようにも思われる。情報は一度は誰かの頭の中を通って出て来た過去のものであるから常に正しいとは限らない。自分の目と頭を通して実際の患者さんから得られた情報の方がはるかに貴重である。患者さんの話をよく聞き、得られたデータをいかに正確な診断治療に結び付けて解釈するかという訓練が医者を育てる教育の中でおろそかにされている。

したがって正しい研鑽を積んでいる医者とそれができていない医者との間に歴然とした格差ができてしまった。以前であればどの医者にかかってもほぼ同じような質の医療が提供されたであろうが、この頃はどこの病院の門をくぐるかによって受ける医療内容に大きな差が出始め、それがセカンドオピニオンを求める流れにつながっている。最初に診た医者が正確かつ適切な診断治療を行ってくれればよいのに、何人もの医者に診てもらわなければならないということ自体医療資源の大きな無駄遣いでもある。

かつての患者さんの一人に京都のいろいろな風景を撮影し続ける写真家の方がおられた。高齢になって京都で撮影中に病に倒れ、それが元で結局亡くなられたが、お弟子さん達が開いた追悼の会に呼ばれ、そこに飾られた写真を拝見した瞬間、写真がまるで生きているかのように新鮮に感じられ、どの写真からもほんのりとした暖かみが伝わってくるのに驚いたことがある。その写真家の人柄を彷彿させる作品に出会って写真の持つ魔力に取り憑かれた。同じ被写体でも撮影する人が変わると明るくなったり暗くなったり、人間の行う所作には科学では計り知れない不思議な力が存在する。心を込めて作られた料理がそれだけ美味しく感じられるのと同様であろう。

翻って考えると医療も人間の行う所作の一つであるから、そこに医療者の人柄や考えが反映されることは間違いない。そう思って現在の医療を眺めてみると、残念ながらあまり心を込めて行われているとは思えない医療が横行するようになってしまった気がしてならない。その理由は背景にある社会の閉塞感、即物的価値観の蔓延、情報過多社会における真に価値ある情報の不足、医療制度の疲弊など様々であろう。

専門知識については丸裸同然の患者さんと、専門知識を多少持つ医者との関係は初めから対等ではない。医療とは、訪れる患者さんに対し医療提供側の知識能力経験を最大限発揮しつつその患者さんの持つ悩みの解決に向けて、両者が一体となって共同作業を行うことだと思う。自分の手に余れば他の専門医師の応援も仰がなければならない。

医学医療に関して思いつくままに書き散らしたものを、多少整理して並べてみたところ、筆者の医療に対する思い入れが読み取れる結果となった。患者さんの側からするとどのような考えを持った医者に診てもらっているのかは気になるところであるが、それを書物として提供できる筆者はまことに幸せ者である。

本書の刊行に際してはパルスデザイン研究室の大石喬也氏はじめ丸善プラネット株式会社の方々に大変お世話になった。ここに篤く感謝する次第である。

内藤政人

二〇〇二年六月

まえがき …… 3
1　急ぎ足で来た高齢化社会 …… 15
高齢とは …… 15
高齢者医療の真の問題点 …… 18
急ぎ足で来た高齢化社会 …… 20
少々不安 …… 24
医原性の不具合 …… 27
母と子が織り成す病の風景 …… 30
家族 …… 32
医療を通してみる現代家庭の崩壊 …… 35
2　心筋梗塞なんか恐くない!! …… 39
狭心症の話 …… 39

「心不全」ということは……42
心筋梗塞なんか恐くない!!……45
心臓がドキドキ……48
心臓神経症……51
突然の心臓停止……53
「脳貧血」について……56
聴診器はおまじない……59

3 経験豊かな医師とは……63

自動車修理と病気の診断……63
顔を診る……66
見える科、見えない科……69
言葉の空回り……72
経験豊かな医師とは……75
「総合診療科」の必要性……78

病院選びの一例……81
医者のその一言……84
4 病気の予防は可能か……87
現代医学に対する病気予知への魔術的期待……87
見えざる敵……90
病気の予防は可能か……92
病気製造会社……95
身体検査今昔……98
人間ドックの功罪……101
直視せずに切ります……104
代替医療の幕開け……106
5 コレステロールを恐れるな……109
タバコはやめられない……109

肝機能障害必ずしも肝臓病にあらず……111
知らぬ間に進行する糖尿病……114
過呼吸症候群……117
コレステロールを恐れるな……120
「血圧」にひとこと……122
バイタルサイン……125

6　検査に明け暮れる現代医療……129

患者監視用医療機器発達の功罪……129
専門分化の弊害……132
医学情報の独り歩き……134
スレ違い……137
検査に明け暮れる現代医療……140
医療における生産性……143
ハイテク技術の進歩……146

アメリカ医学の挫折 149
7 病院の設計とサービス 153
患者は神様 153
面会時間 156
病院の設計とサービス 159
病院のコンピュータ化 162
看護師制度の遅れ？ 165
「救急医療」雑感 167
病院へ死体が運ばれるとき 170
8 薬好き 175
病気を退治する薬とは 175
薬好き 178
爆薬の誤用 181

薬の副作用雑感……184
流行と医学……186
手術のタイミング……189
手術再考……192
お医者様の言いなり……195

9　日本の医者は優秀か……199

ビルとマークの場合……199
「プロ」の診療を野球選手にみた……202
味のある指導者の減少……204
医師の進路決定……207
興味ある症例……210
二度手間は省きたい……213
学会は何処へ……215
日本の医者は優秀か……218

10　本当の名医……221
「ムンテラ」上手は名医……221
病名告知……224
嘘も方便……227
病気の説明と患者さんの同意……230
本当の名医……232
名医の駆け出し時代……236
ウェットとドライ……238
自然に帰れ……241
11　医者は病気を治せない……245
美しい医療……245
患者さんとの出会い……248
「死」に至る医学……251

誰も言わない大事なこと……254
美しい死に方……257
「こころ」の伝達……260
医者は病気を治せない……263

著者略歴……266

1　急ぎ足で来た高齢化社会

高齢とは

病院の朝の始動は早い。熱心な研修医は午前七時半には回診を始める。患者さんへの朝食が八時前には出されるので、その前に回診をすませておくためである。検査や手術がある日は、その準備もすませておかなければならない。

検査の日は朝八時よりその日に検査を行うことが予定されている患者さんの検討会が始まる。これには心臓外科の先生も参加する。検査目的の最終的な確認を行い、予想される結果を想定して、どのような種類の検査内容にするか、いわば検査のメニューを決めるのである。

その検査とは、心臓の内部に細い管を入れるカテーテル検査である。心臓の筋肉自身に栄養を送り込んでいる冠状動脈という血管の状態を、映画のフィルムに取るのが検査の大きな目的だから、冠状動脈造影検査とも呼ばれている。

検査がすんで一息いれる間もなく、その日の午後四時から朝と同じく全員が集まって、検査結果の検討会が開かれる。研修医たちはその前までにすべての検査結果を分析してまとめ、撮影された映画のフィルムをあらかじめ読影しておかなければならない。

さて、検査結果は出揃った。問題は治療方針である。現在のわが国の心臓病の二大柱は、この冠状動脈造影検査の対象となる狭心症や心筋梗塞と言われる冠状動脈疾患と、不整脈である。もちろん両者が共に密接に絡み合っていることもある。後者の不整脈については、これまた心臓電気生理学的検査といって心臓の中のいろいろな場所に電極カテーテルという先端に電極のついた細い管を挿入して、人為的に不整脈を誘発したり停止させたりして、不整脈発生の原因を詳しく調べて治療方針を決めることが行われている。

実はこの十年間でわが国の心臓病学は大きな変貌を遂げた。この冠状動脈造影検査の結果に基づいて、手術をするかしないかを決める作業が中心的課題となりつつある。ちょうど筆者がアメリカの病院にいた頃のアメリカの心臓病医の仕事に近くなった。

話を先程の検査結果に戻そう。ゴルフ中に心筋梗塞で倒れた七十四歳の男性の例である。結果は予想通り悪く、手術しないと近々死亡する可能性が高いと考えられた。しかし七十四歳という年齢は手術に耐えられない危険性も非常に大きい。検査結果を丁寧に説明して本人に決めてもらうことになった。

この場合、年齢は治療方針決定に際してのかなり重要な要素となる。実は冠状動脈造影検査を行う年齢の上限は一応七十歳に決めてある。一昔前は六十歳であった。わが国の平均寿命が八十歳に延びたため、いつの間にか自然に誰いうこともなく、七十歳以上を高齢者と考えるようになった。もっとも、七十歳を過ぎていても見かけが若く見える人には積極的に検査を行っているし、また七十歳以下の人でも年齢よりも見た感じが年取っている場合には検査は行わない。つまり、わが国の高齢者の定義が変わったのである。高齢者の治療方針を決める場合に考える年齢以外に大事な要素としては、どんな仕事をしているかということと、生きる姿勢、性格などである。意外にもこれらが人間の運命を決めていると思われる例は多い。

加齢という言葉がある。年を重ねるという意味である。逆説的な言い方になるが、人間の一生は生まれた時を起点として、一歩一歩死への旅を歩んでいるとも言える。心臓の元となる原基といわれるものは受精後三週間すればできており、胎児の心臓はすでに動き始めているので、心臓だけは生まれた時すでに一歳である。数え年は、この心臓の年を言っているものであると考えてもよい。

七十歳以上を高齢者として考えることが果たして妥当なことなのかどうか疑問に思っているが、これから先も高齢の定義を変更する必要性が続くだろう。もっと困るのはこの心臓の悪い高齢者に、胃がんや胆石が発病して腹部の手術が必要になった時である。腹部の手術後に心筋梗塞を起こす例が増えているため、手術前に心臓のチェックを厳重に行うようにしている。真に高齢者はこわい。

高齢者医療の真の問題点

老人保健法の改正で、高齢者の医療費の自己負担額を増やすことが決まった。医療費は医学の進歩に伴って当然増え続けるであろうし、わが国では更に人口の老齢化がこれに追い打ちをかけており、全く財政的な面のみからこれを眺めると、自己負担増という結論しか出てこないのであろう。しかし、老人医療に関して、医療の現場ではもっと切実な本質的な問題に直面している。

知り合いのY先生の九十四歳になるお父様が、それまで自宅で何とか自分の身の回りのことをこなしていた。ところが昨年の夏、数日間食欲が低下したとのことで、かかりつけのホームドクターを受診した。貧血が見つかったため、その先生は母校の大学病院へ紹介された。直ちに入院となり、早期胃がんの診断が下った。他の内臓系統に異常はなく、大変元気なので手術をすることに決まり、胃切除が行われた。ところが手術直後より不眠を訴え出したために、睡眠薬が投与され、そのせいか真夜中に急に起き上って大声を出すようになってしまった。ある晩ベッドから転落して足の骨折を起こし、それからは安静を強いられ、身体を動かさなくなったために食欲が低下し、元気がだんだんなくなってきた。大体人間というものは身体を適当に動かすことにより血液の循環が保たれているのであり、年取って身体を動かさなくなるのは非常に良くない。

Y先生のお父様の直接の主治医は卒業して間もない若いドクターであったが、食べられなくなったために血管内に栄養素を流し込む静脈栄養を始めた。家族が見ていてもただ生かしているということがわかる状態であったが、一生懸命にやってくれている主治医に遠慮して、何も言い出せなかったという。そのうち、本人がもう何もしないでほしいと言い始めたが、主治医の方は一向にやめる気配がなく、仕方なく長男であるY先生は自宅近くの老人病院へ強引に転院させたところ、十日後に息を引き取ってしまった。

九十四歳の老人に手術をすることが良かったのかどうかは大変難しい問題である。医者仲間の学会で、「高齢者早期胃がんの一手術成功例」などというタイトルを時々見かけるが、確かに手術そのものは成功したのかもしれない。もう一歩進めば、最初に診たホームドクターは果たして大学病院へ紹介する必要があったのだろうかという疑問もあるだろう。大きな病院ではよい医療が行われるのではないかとの期待と幻想があるためか、最近はちょっとした軽い身体の異常でも大病院を受診する傾向がある。したがって以前に比べたら自宅で亡くなる人がずっと減って、病院で亡くなる人が増えている。

卒業して間もない頃に受け持った七十四歳の患者さんがいた。その方は知人の紹介で九州の大分から上京され、現役時代は高等学校で漢文を教えていた教師の方であった。肺がんであることがわかり、治療をどうするかということになったが、病巣の拡がりから手術は無理であった。抗がん剤の点滴をするか、放射線の照射をするかということになるが、当時私の指導医であったS先生は、大学病院のドクターにしては珍しく臨床的なセンスを持ち合わせておられ、高齢でがんの進行も遅いだろうからと、何も治療せずにそのまま退院させた。この方は大分へ帰られて、その後七年間すこぶる体調が良いと、毎年私のところへ年賀状を送ってくださった。

病気を持った患者さんに何も治療をしないでおくことは余程勇気がいることである。始めの例のように、高齢者の場合は手を加えたために次から次へ思わぬ併発症を呼ぶことがある。昔だったら年取って身体の具合が少々悪くなっても、年のせいだから仕方がないとすませていたかもしれないが、最近はいろいろな理由で大きな病院を受診する機会が増えている。老人は一旦入院すると食事から何から新しい環境に慣れるのに時間がかかるし、予期せぬ合併症が次から次へと起こって、却って不幸な転帰を取る場合も多い。

大きな医療施設では、医学的にみて高度な総合的診断治療ができることは間違いないのであるが、高齢者の場合はその医療内容が患者さんに喜ばれるかどうかは疑問である。現場では毎日どこまでやるか、何もやらずにおくかという選択にぶつかって悩むことが多い。

急ぎ足で来た高齢化社会

昔は、新年になると年を一つ取る「数え年」が年齢を表すのに使われていた。今でも高齢の方が時々数え年で自分の年齢を覚えているために、生年月日から計算していくと合わなくなることがある。それはともかくとして、人間だんだん年を取ると、お正月を迎えるたびに今年一年も健康でありたいと願うようになるのだが、それにはただ肉体的に健康であっても駄目なようだ。

以前から予想されていたこととは言え、最近の日本は高齢化社会の影響で、病院に入院される方々の平均年齢が年々上昇している。第二次大戦直後にはまだ人生五十といわれていたのが、今では人生七十、八十となってしまった。この大きな理由は、要するに戦後の日本人の生活の全体的なレベルアップと言える。狭い国土に夥しい数の人間が生活しているものの、全体としてみると日本の医療が何とかうまく行われていて、医学の進歩の恩恵を受けていることはもちろんのことである。もっともこれが医療従事者の大きな犠牲の上に成り立っていることもまた事実である。

この高齢化社会の到来については、欧米では百年以上かかっているのに比べ、日本では非常に短期間のうちにこれが出現してしまった。したがって、欧米では高齢化社会対策が時間をかけてゆっくりできたのに、わが国では急であったためにその対策がうまく行われていない。

よく「健やかに老いる」ということが言われるが、それには頭と体を毎日使い、食生活に注意して規則正しい生活を続け、疲れたらすぐ休むようにすればよいと医者は言う。果たしてこんな聖人君子のような生活を送れる恵まれた環境にいる人がどの位いるのだろうか。大体医者の注文というのは非現実的なものが多いと思うが、いかがなものだろうか。

私は内科の中でも心臓病が専門なために、たくさんのお年寄りと毎日接している。外来の診察のたびになかなか私の前を去ろうとせずに、次から次へとからだの症状を並べ立てる方がいる。中には何枚もの紙に毎日のからだの状態を書いてきて、私の前で長々と読み上げる方もいる。こういう人達は私の話には決して耳を傾けず、一方的に自分の話だけをして帰る方が多い。要するに私はただ「聞き上手」であればよいのだが、皆さんに共通していることは、一人暮らしをしている女性の方であるということだ。

人間誰しも生きている限り、時には頭痛がしたり、歯が痛くなったり、食べ物のちょっとした加減で下痢をしたり、腹が痛くなったりする。年を取るとこれらに加えて、肩こり、腰痛、目まい、手足のしびれなどといったものが起こってくるが、こういった症状を全く経験したことがないという人はいないはずだ。もちろんこれらの症状が重大な病気が原因で起こることもあるが、毎日たくさんの人をみていると、何となくその症状が重大なものかどうかがわかってくる。年を取れば体力が衰えてくるので、恐らく一人暮らしをしていたらちょっとしたからだの異常が人一倍気になって、不安になるのだろう。

入院した場合も、家族関係がうまくいっているお年寄りの方はいいが、子供達から虐待されているような方は本当に気の毒である。退院が決まっても、自分達は面倒が見れないから老人ホームでも紹介してくれないかというような家族の方も案外多い。人間誰でも年老いていつ死ぬかもしれないという状況になった時、やはり周囲の人々に暖かく見守られている人は本当に幸せに見える。若いうちは生活に追われていることもあってなかなか考えるゆとりもないが、年の初めにはせわしい毎日の生活から一時離れて、老後の精神衛生のことを考えるのもよいのではないか。やはり家族に冷たくされているお年寄りの方は、御本人が若い時に周囲の人に冷たくしている方が多いようで、そのツケが年取って病気になった時に回ってきたというケースが多いようだ。肉体も精神も共に健やかに老いるにはどうすればよいかを考えてみるのに、新年はふさわしい時期と言える。

少々不安

最近、高齢者を皆して病院へ無理矢理押し込む例が増えている。これは、死が怖いからに他ならない。それと、もし自宅で死なせてしまうと、何で病院へ連れて行かなかったのかと、近隣の者が揶揄するらしい。病院としては連れて来られれば最善？と考えられる治療をせざるを得ないから、数日間は生き延びるが、意識が戻らぬまま、家族と話もできぬまま、息を引き取るという例も多い。この頃このような死に方には尊厳がないなどと批判する声が聞かれる。このような例をたくさん見ている少し年取った看護師さんは、高齢者は病院なんかへ連れて来ないで、自宅でそっとしておいてあげた方が良いのにと言う。落語に藪医者いわく、「手遅れですな」というのがあるが、本当はこれが自然で良いと言うのである。

一番困るのは、今までかかりつけのお医者さんがいたのに、突然最後になって病院へ押し付けてくる例である。それまでの八十〜九十年間の生活史をよく知らずして、いきなり良い医療ができるわけがない。第一線の医療現場にいらっしゃる先生方が死亡診断書を書きたがらないという理由があるらしいので、仕方がないことなのだろうか。

一人暮らしでタバコ屋を営む八十九歳になる女性が、娘三人（といっても六十歳を過ぎている）に付き添われてやってきた。最近足腰が痛むというので、整形外科医にみてもらったら大腿骨の人工骨頭置換術が必要と言われた。整形外科医が胸のレントゲン写真を撮影したところ、心臓が大きいので手術は危険が大であるが、一応専門医の意見を聞いてくるように言われたとのことであった。

調べると心臓の状態はかなり悪い。そのことを告げると、娘三人は大変不満気な顔を見せた。がんの手術でもするというなら、かなりの危険を覚悟の上で行うこともあろうが、足腰の痛みだけであるから、あえて危険を承知で手術することはないだろう。それに、たとえ手術自体はうまくいっても手術後に思わぬ事態が起こらないとも限らない。この娘さん達はなかなかこちらの話を聞き入れなかった。何せ手術をしてほしいのである。その日の受診のために岐阜、宮城、京都から上京してきたのであったが、自分達の母親は長生きしているから不死身だろうとでも思ったのだろうか。

先輩で呼吸器内科を専門にされているドクターの八十七歳になる父親が、死亡する一週間前から何となく元気がなく、食欲が落ちていた。その先輩が、ある朝出張で出かける時に聴診器を父親の胸にあてたら異常がなかったので、そのままにした。昼前急に呼吸が止まり、救急車を呼んだが間に合わなかった。肺炎であった可能性がかなり高く、もしかしたら早めに病院に運んでいたら何とかなっていたかも知れないが、医者だからやはり今の病院医療がいやで、自宅で息を引き取らせるつもりでいたのであった。

人は生まれればいつかは死ななければならない。こんな自明の理がややもすると忘れられているのではないかと思う場面に遭遇する機会が増えた。瀕死の高齢者を何とか助けてくれと叫ぶ家族がいる。それも、それまでは遠方に住んでいて面倒も見ていなかった息子が突然現れて、何とかしてくれという。自分の親に対して愛情のかけらもないことが、言葉の端々から感じ取れる。痛い目に合わせて、できるだけのことをすれば少しの間だけ生かしておくことが可能な時もある。しかし、このような医療には真の愛情が欠落しているように思われて仕方がない。それは、愛情を伴わない性行為に似て、どことなく空しい。

一般人が死を見る機会が減ってから久しいためか、死が身近なものと感じられなくなっているとの指摘は当たっているのだろう。死ばかりか、生もまたそうである。昔は自宅へお産婆さんがやってきて呱呱《ここ》の声をあげたのが、今は殆どの人が病院で生まれている。

昔のような大家族制で年寄りと一緒に暮らしていれば、孫達は否応無く祖父母の死に直面し、人の世の自然の姿を見る機会があった。今は子供どころか、いい年をした大人までもが、自分の肉親の死の瞬間を直接見られないという大変な不幸を味わっていることに気がついていないのは少々不安である。

医原性の不具合

昭和天皇の御病状に関する発表内容から、現代医療に関するいくつかの問題点が読み取れる。そのひとつは、「医原性の不具合」という一般の方々には馴染みの薄い表現である。医原性とは、医療行為が原因となって引き起こすという意味であり、医原性疾患などという言葉もある。例えば、妊娠初期に服用した睡眠薬で生じたサリドマイド奇形、キノホルムという整腸剤が原因と考えられたスモン病などである。昭和天皇の場合の「医原性の不具合」とは、要するに抗がん剤の副作用を指すのであろう。

私と懇意であった七十四歳のドクターの話である。昨年六月、それまでは一度も検査なんかしたことのない、いわゆる医者の不養生の模範生みたいな先生であったが、何年ぶりかで訪れた診療所で少々勉強好きの看護師さんに勧められて血液検査を行った。最近は血液を調べるだけでがんがあるかないかがわかるということを、得意になって自慢するその看護師さんとの出会いが、この先生の運命を決めることになろうとは誰にも予測できなかった。

一週間後に戻ってきた結果を見て看護師さんは少々慌てた。肝臓がんの時に血液中で上昇を示す検査値が異常に高く、冗談に言ったつもりが本当のことになってしまったのである。相手はドクターであるから黙ってごまかすわけにもいかない。大変真面目で通っているその看護師さんは、仕方なく真実を告げた。

そしてその先生は、昨年七月母校の消化器外科の門をくぐった。若い後輩達は口を揃えて手術を勧めた。しかし、肝臓がんの手術は現在かなり安全に行われるようになったとは言え、自分の年齢のことも考えると何となく大学病院で実験台にされるような気がして、先生は手術を拒んだ。第一自覚症状が全くないし、がんそのものもそれほど大きくなく、しばらくは何も起こらないように思われたのである。

担当医である外科の助教授は、手術がいやなら肝臓のがんへ栄養を送っている血管の中に抗がん剤を注入した上で、その血管に詰め物をしてがんそのものへ血液を流れなくさせることによってがん組織を死に追いやる治療法を持ち出した。とにかくがんであることははっきりしているのだから、何もしないで退院させるわけにはいかないということだったらしい。先生は渋々その治療を受けた。ところが、その直後より食欲が低下し始め、何とも言いようのない全身のだるさとの闘いが始まった。先生は逃げるようにして母校の大学病院を後にした。これこそまさに医原性の不具合の見本みたいな例であろう。

その後は家から一歩も外に出られなくなり、好きだった酒も飲めなくなり、奥様と二人っきりでひっそりと暮らすことになってしまった。十月に内孫が一人生まれたが、その顔を見る元気もなく、食欲不振と全身倦怠感は悪化するばかりであった。十一月始め、とうとう食物が喉を通らなくなり、入院せざるを得ない状況に追い込まれたが、母校の大学病院には死んでも行きたくないと言い出し、自宅近くにある個人の小さな病院へ入院して、点滴注射を受けることになった。約一カ月後の昨年暮れ、最後は殆ど意識がない状態で息を引き取った。入院直後に御見舞いに伺った時は、こんなばかげた治療法を受けるべきではないということをしきりに話されていたことが、今でも耳元から離れない。

恐らくこの先生の場合は、昭和天皇と同じくがんそのものの治療を行うべきではなかったと言える例なのであろう。もっとさかのぼれば、先の看護師さんに出会わなければこんな結末を迎えることにはならなかったのかもしれない。高齢者では病気の発見が必ずしも幸福につながらない場合は意外に多い。高齢者では少し進みすぎた現代医療の検査技術をもって身体中をくまなく調べれば、大抵何らかの異常が見つかるものである。見つかっても、何も手を出さないことが却って長い結果をもたらすことがある。昭和天皇の御病気（がん）に対して、侍医団が取った直接手を下さないという勇気ある治療方針は、その意味で正しかったと言えるのではないだろうか。

母と子が織り成す病の風景

母が必要以上に子の世話を焼くのは、暗黙のうちに見返りを期待してのことだという心理学者がいるが、病の背後に母子の過度な依存関係が潜んでいる例は多い。高級官僚だった自慢の夫を敢え無く白血病で失い、悔しさ一杯のMさんの下へ、離婚した一人息子が転がり込んで、年老いた母と五十路を越えた息子との共同生活が始まった。持病の変形性膝関節症に加え、夜中に不整脈の発作が頻発するようになったMさんは、毎晩息子に背中をさすってもらうと気持ちが落ち着くと言った。

毎月の診察日には必ず母子二人で顔を見せていたが、Mさんは別段毎夜の発作を止めてほしいとは言わず、息子の方も毎晩起こされて困るとはこぼさなかった。Mさんは膝の痛み止めを飲み過ぎて、その副作用による胃潰瘍からの出血であっけなくこの世を去った。

残された息子はその後寂しさを紛らわすために、気が狂ったように夜な夜な盛り場へ通う日々となり、東南アジアのある国から出稼ぎにきていた女性との間に一女を授かってしまった。通院も途切れがちとなっていたが、ある晩バーで脳梗塞の発作を起こし、収容先の病院で「お袋！　お袋！」と叫び出し、それまでのいきさつを知らない担当医は首をかしげたという。

閉経にさしかかっているKさんが、最近血圧が上昇したことを心配して来院した。付き添ってきた息子さんが異常なまでに母親を気遣うのが気になった。Ｋさんを一人にして、検査をしながら何げなく聞き出すと、二年前息子さんの結婚式の日取りまで決まっていたのに、相手の女性に乳がんが見つかり、しかも発見時には肺と脳への転移もあって、半年後眠るようにして息を引き取ったという。

二度目の入院中、女性の死期が迫った時、区切りとして結婚を正式に断っている。ところが、今になって死ぬとわかっている結婚相手を見殺しにしたと、周囲の者達が揶揄するようになり、世間様に裏切られたような気持ちになって不眠がちとなり、家事も手につかなくなったと涙ながらに訴えた。

二十四時間連続血圧記録検査を行うと、一日のうち何度か血圧が一過性に上がることがわかった。高血圧症ではなく、悔しさからくる一時的な血圧上昇であるから、降圧剤の服用は不要であると告げると、Ｋさんは笑顔で帰って行った。しかし、母親の血圧を異常に心配し、いかにも母親べったりという感じの息子さんはなかなか承服しがたいという印象であった。

上性期外収縮という不整脈の頻度が増えてくると外来へ顔を出すＥさんは、いつも何かいいたげな雰囲気を漂わせながらも、言いそびれて薬だけをもらって帰っていくのにひっかかっていた。

今回はいつもとは違って上性期外収縮の頻発が高じて生じる心房細動という不整脈になっていたので、Ｅさんに何げなく聞くと、実は三年前に結婚した娘さんが夫婦別姓で、それを気にし始めると期外収縮が増え、動悸が激しくなってくることがわかった。今回はその娘に男の子が生まれ、それを機会に夫婦別姓を解消してくれるかと思ったら、その孫が夫の方の姓になってしまったとこぼした。恐らくEさんの娘さんは、自分の夫婦別姓が母親の不整脈を引き起こしているとは夢にも思っていないだろう。

親は子が年老いても、我が子を子供と思って案じるのは世の常だが、それがために自分の身体に変調を来すことは意外に多い。

家族

アメリカに暮らしていた時、アパートの階下に高齢の未亡人が一人で住んでいた。腰を痛めて外出できなくなってからは、隣近所の人達が交替で日用品をスーパーへ買いに行き、届けてあげていた。ある日、毎朝開けられるはずの窓のカーテンが閉まったままなので、管理人に鍵を借りて中に入ってみると、腰痛がひどくて起きられない状態であった。それっきりその老婦人は全く動けなくなり、しばらくの間は隣近所の者達が食事を交替で届けてあげていたが、徐々に衰弱していくため、とうとう近くの病院へ入院し、数日後にひっそり息を引き取った。たった一人の家族として、車で三時間位の所に学校の先生をしている姪がいたが、死後しばらくたったある日曜日に家財道具を処分しにきただけであった。それもアパートの管理人に督促されてのことである。一見冷たく見えるが、アメリカではこのようなことはそう珍しくない。

アメリカの後追いをする日本でも、だんだん似たような光景に出くわすようになってきた。Ｙさんは数年前に御主人に先立たれ、今は愛犬と暮らす毎日の、一人暮らしの六十二歳の女性である。狭心症で倒れて入院したが、検査の結果は思わしくなく、退院後はいつ急に心筋梗塞の発作を起こしてもおかしくない状況であったため、できれば近所に住む息子夫婦と一緒に住むことを提案してみたが、嫁は自宅で料理教室を開いていて忙しいから、一緒になっても姑の面倒はとても見られないという返事が返ってきた。結局自宅に一人暮らしの病人が使うブザーを設置することになった。急のときにそのブザーを押せば連絡が取れるようになっているそうである。

物事の解決方法として、仕方がないといえばそれまでであるが、このような何か「モノ」で処理することが、最近は大変目につく。駅の切符販売、銀行の窓口など機械化された半面、人間的触れ合いがなくなり、合理的になりながらその裏で何か非常に大事なものを失いつつある。

救急車で運ばれて来る瀕死の重病人を取り扱う場合、アップアップしている本人にはもちろん病状を話せないわけだから、家族を呼ぼうとすると、遠方にいたり、連絡がつかなかったりして困ることがよくある。結果として家族が死に目に会えないということになるが、一人で死んでいく患者さんをみるのは気が重い。家族と連絡が取れないケースの増加は、いろいろな検査を行う場面においてもそうである。家族を呼んで、本人と一緒に検査の説明を行いたくても、家族が遠方にいたりしてすぐには来れないという理由で、検査や治療の開始が遅れることもある。

春に心不全で入院してきた九十二歳の女性がいた。四月の末に退院の話を持ち出した所、連休中は家族でハワイへ行くことになっているので、帰って来るまで義母を預かっていてほしいと、お嫁さんが申し出てきた。厚顔というか、この方はこの夏にも家族でオーストリアへ行くので、その間病院へ義母を預けたいと言ってきたのには呆れてしまった。

病気や怪我をせずに一生を終われる人はいないだろう。その度に家族を含めた他人の世話なしにはやっていけない。年を取ればなおさらである。ところが、今はたとえ自分の親が具合が悪くなった時でも、家族が面倒を見られないというか、世話ができない距離に住んでいたり、世話ができない諸々の事情が存在するから、なかなか肉親の面倒を親身になって見てあげる体験をする機会が減ってしまった。他人の世話に頼らざるを得ないが、他人はあくまでも他人で、精神的な面の援助まではなかなか手が届かない。

何といっても家族が面倒をみるのが一番だと思うのだが、日本では、女性一人が産む子供の数が年々減少し、家族がますます縮小する方向に進んでいる。これには昨今の住宅事情、女性の社会進出、人口の高齢化などいろいろな理由があるだろう。少子化がこのまま続くと家族に囲まれずに、ひっそりと病院で死ぬ人の数が増えるのは目に見えている。一方で、大勢の家族に見守られ、惜しまれながら死んでいく患者さんを見ていると、その方がこちらの目には美しく映るがいかがなものだろうか。

医療を通してみる現代家庭の崩壊

増加し続ける医療費を何とか抑えようとして、厚生労働省は次から次へと新しい政策を立案している。人口の高齢化が急速に進んだわが国では、このまま放っておけば医療費が国の財政を圧迫することは目に見えているから、今のうちから打てる手は少しずつ打っておこうということなのだろう。医学医術は少しずつ進歩し、高度の診断治療が行われるようになれば、医療費がその分だけ少し増えるのは仕方がないことだろうと思われる。実は、一足先にアメリカがこの問題にぶつかっており、いろいろな医療費抑制策を打ち出している。わが国もまたこの面でアメリカの後を追いかけて、似たような医療政策を行おうとしている。それはそれで間違いではないが、現場にいるともう少し医療費を倹約することができるのではないかと思うことがしばしばある。

例をいくつかあげてみよう。まず時々問題になるものに、子供が熱を出した時の対処の仕方があげられる。最近の若い母親たちは、子供がちょっと熱を出すと夜間であってもおかまいなく病院へ連れてくる傾向があるが、大部分は時間外、夜間に受診する必要のないものが殆どである。

熱が出てもいわゆる全身状態がよくて、ぐったりしていなければ、氷枕などで冷やして解熱剤を与えて、自宅で二、三日様子を見ていればよいものも案外多いはずである。昔は大家族で年寄りが同居していたため、子供の発熱、腹痛程度は、その年寄りの知恵で、病院へ行かなくても応急処置ができていたのだが、今は核家族になって、このような老人の知恵が次の世代に伝授されることなく、無駄に病院へ足を運んで医療費を無駄遣いしている。長い目で見ると、このような知恵の伝達が次代に行われず途絶えてしまうことは大問題である。

以前はどこの家庭でも、富山の薬売りが持ってくる何種類かの常備薬を使っていたものだが、今の若い所帯にはそのような備えがなく、子供がちょっと病気になるとすぐ慌ててしまう。家庭で応急処置をして夜間に病院を訪れることをやめたら、相当の医療費が倹約できると考えられる。

子供が成長して、親元を離れ、下宿生活をしながら大学などに通っている時も同じである。家庭での応急処置の知恵が伝わっていないため、一人でアパートに住んでいる際に熱でも出ようものなら、どうしてよいかわからなくなって、また深夜に病院へやって来る。朝から熱は出ているのに、夜暗くなると不安になるのである。社会人になって会社の寮生活をしている時も同じである。

結婚して、子供がある程度大きくなり、中年になって単身赴任の時期がやってくると、家族のいない一人暮らしの生活が始まり、精神的ストレスから身体の変調を訴え、病院の門をくぐる頻度も増えてくる。そして人生の最期に近づいて、夫や妻に先立たれた一人暮らしの老人が一旦病気になって身の回りのことができなくなると、これがまた大変なことになる。退院後、子供なり孫なり誰か面倒を見てあげられる人がいれば病気の再発は防げるはずなのに、一人で何もかもやらなければならないために、すぐに悪くなって入退院を繰り返す例が増えている。つまり、家庭というものがもっとしっかりしていれば医療費は節約できると思われる。

こうみてくると、どうも現代は生まれてから死ぬまで、真の意味での家庭を持たない人の数が増えている。そこから生じてくる医療費の無駄遣いは測り知れないものがあり、これを何とかすれば相当の節約になるであろう。医療というものがいかに人間の実生活と深くかかわり合っているかということがよくわかる例の一つである。

2　心筋梗塞なんか恐くない!!

狭心症の話

Ａさんは現在四十歳を少し過ぎた男性で、そろそろ成人病のことが気になる年代である。街角にジングルベルのメロディーが流れる頃になると、胸がしめつけられる夜が多くなるという。その訳を訊くと、小学生の頃好きになった初恋？の女友達のことを何故か毎年クリスマスが近づくと思い出し、胸が圧迫されるようになるという何ともセンチメンタルな話である。このように遠い昔のことを思い出したり、何かを心配したり、強く感動した際に胸がしめつけられるようになることを経験された方は多いことと思う。

ところで、「狭心症」という病気のことをどこかで見聞きした人も多いと思われるが、これは字義通り、心（胸）が狭くなる、つまり胸がしめつけられたり、圧迫されたり、あるいは痛くなる症状のことをいう。心筋梗塞という病気の原因と同じで、心臓の表面を走り、心臓の筋肉そのものに栄養を送り届けている冠状動脈の動脈硬化によって起こる。冠状動脈硬化症のため血管内腔が四分の三以上狭くなると、食後や、階段を昇ったり、急に寒い風に当たったり、精神的に興奮したりして心臓に負担がかかる事態が発生すると、もっと血液を流さなければならなくなるが、その時に充分な血液を余計に送ることができなくなるため、狭くなった血管の先の心臓の筋肉の一部に血液不足が起こって、胸がしめつけられるようになる。そして、じっと立ち止まっているとこの血液不足は解消するため、通常数分のうちに回復してくる。だから何時間も胸が圧迫されるようだという時には狭心症とは言えない。要約すると、狭心症とはもともと心臓の冠状動脈硬化により冠状動脈の一部に狭窄を来している人が、食後や労作時に胸が圧迫されたり、しめつけられたり、痛くなったりして、じっと安静にしていればその症状が数分以内に軽快してしまう場合と考えてよい。

ところが、最近冠状動脈の動脈硬化がほとんどみられないのに、冠状動脈に痙攣が起こって狭心症状が出現することがわかってきた。この場合には心臓に別段負担がかからないような時、すなわち安静にしている時や、睡眠中の特に明け方に狭心症状が起こる。そのため、前者を動脈硬化性の狭心症、後者を冠状動脈の痙攣による狭心症と分けて考えるようになったのだが、実際にはこの両者がみられる場合も多い。

この前者のタイプの冠状動脈硬化性狭心症は、女性では閉経期以前に起こることはまずないが、現実には閉経期前の中年女性でよく胸が圧迫されるといって病院を訪れる人が多い。どんな時に起こり、どの位の時間続いて、どうすればよくなるかといったことを問いただせば、専門医なら大体見当がつく。話を聞いただけでまず間違いなく狭心症と考えられる場合はよいが、数多くの患者さんと毎日接していると、はっきり狭心症であるとは言えないが、かといって絶対に狭心症でないと断言もできないという例にぶつかる。心電図を取れば心臓病のことは簡単にわかると思っている人が多いようだが、狭心症の場合は普段の心電図には何の異常も認められず、狭心症の発作中の心電図が必要になる。

しばしば経験することだが、医者に心電図検査をしてもらって、「狭心症の気《け》がある」とか、「冠不全」と診断されている例で、実際には心臓に全く異常がないことがある。一つには、心電図が正しく読めて正しく理解できるドクターがまだまだ少ないことと、もう一つは、「狭心症」という病気そのものを正しく理解しているドクターが少ないことが原因のように思われる。ひどい場合には、何の症状もなかった人に、人間ドックや会社の健康診断の際の心電図検査結果から、「狭心症かもしれない」と告げてしまうケースで、神経質な人だとこれがきっかけでその後胸の圧迫感や痛みを訴え出すという何とも皮肉な現象を作り出してしまうことがある。

クリスマスが近づくと胸がしめつけられるというAさんの症状が狭心症なのかどうかは、少なくとも動脈硬化がそれほど進んでいない若いうちは、一種の贅沢な心臓ノイローゼでしょうなどと言って片付けられるかもしれないが、動脈硬化がかなり進行してくる中年過ぎには笑い過ごすことはできなくなる。また最近では三十代、四十代の若い男女にも冠状動脈硬化による狭心症や心筋梗塞発作を起こす人が現れて、背後に食生活を含めた生活習慣の急激な変化が関与している例もあり、年齢が若いからといって侮れなくなってきた。

「心不全」ということは

昔から言い伝えられていることの中には、人間の長い歴史の知恵が凝縮されているものが多い。「風邪は万病の元」などもその例であるが、寒い冬には特にお年寄りや子供に風邪をひかせないように、いろいろと気を配ることが多いことと思う。風邪をひいたかなあと思っているうちに徐々に動くと息が切れてきて、夜間横になると少し息苦しい感じがして、窓を開けて外の新鮮な空気を少し吸いたい感じがするようになったら「心不全」の疑いがある。新聞の死亡記事欄の死因に「急性心不全」とか、「心不全」という言葉が使われていることがある。この心不全は平たくいうと心臓の働きが障害された状態ということになる。心臓の働きは全身に必要な血液（酸素）を送るポンプであるから、この働きがうまくいかなくなった極限は、心臓の動きが全く止まってしまった「心停止」の状態ということになり、「心不全」で死亡するということがあってもよいわけである。

最近、死の定義をめぐる論争が起こって「脳死」などという言葉が登場している。死ぬ時は必ず心臓が止まって死ぬわけであるから、もし「急性心不全」という死因が存在するとすれば、すべての人の死因が、「心不全」となってもよいような気がする。これは実は、死に至らしめた主要な病気と、直接の死因とをはっきり分けて考えないために起こってくる混乱である。それまで見かけ上は全く元気だった人が急に死んだ場合（昔はポックリ病などと言っていたが）直接死因は「急死」あるいは「突然死」と言えばよさそうに思われるが、それでは通用しない。

「心不全」という言葉を我々が使う場合には、心臓の四つの部屋の一つの左心室という全身に血液を送り出す部分の働きが弱って、充分な血液を送り出せなくなるために、その働きが弱った左心室へ血液が入り込む左心房、それに連なる肺静脈および肺に血液が貯留してしまう状態を考えている。それではどうしてその左心室の働きが弱ってしまうのだろうか。

「心不全」とはこのような病的な「状態」を表す言葉であって、必ず心不全を引き起こす原因となった心臓疾患が存在するのが普通である。乳児期や小児期にもし心不全になるとすれば、その原因は生まれつき心臓に欠陥があって手術によって治さなければならないことが多いし、若年者や壮年期にみられる心不全の原因疾患としては、重症の弁膜症や心筋疾患と呼ばれる特殊なものが多くなる。しかし、何といっても心不全が多く見られるのは中高年者で、高血圧や動脈硬化、更には原因不明で心臓の筋肉が厚くなったり薄くなったりする心筋症と呼ばれるものなどが、原因として多くなる。

「心不全」は急に起こる場合と、数週間ないし数か月のうちに徐々に進行してくる場合とがある。何らかの心臓病が存在して心臓の働きが弱っている場合に心不全が起こり得るわけだが、通常弱っている心臓を心不全状態に追い込む引き金が存在する。それが最初に述べた万病の元である風邪を含む気道感染、肺炎、不整脈、肉体の酷使、感情的ストレス、塩分の取りすぎ、薬物の誤用、前立腺肥大などである。

年を取ったら風邪をひかないように注意することはもちろんのことであるが、たかが風邪と考えないで、次のような症状は心不全の可能性があるので早めに治癒してほしい。特に最近階段を昇ると少し息切れがして疲れやすいというような心臓の働きの低下を普段感じていた方は要注意である。その心不全によくみられる症状とは、咳と共に少し息苦しくなってくることは最初に述べたが、食欲が低下して、何となくだるい感じになり、夜間横になると少し息苦しい感じが不眠という訴えになることがある。また、身体にむくみが出てくると体重が増えやすいので、短期間に急に太ってきてズボンやスカートのウエストがきつくなって、はきにくくなってくるということもよくみられる。

絶えず収縮弛緩を繰り返す心臓はそのために膨大なエネルギーを消費するが、そのエネルギーを効率よく産生するために補酵素と呼ばれる物質がかかわっている。先に述べた心不全を起こす引き金も、これといった心臓病もみられないのに心不全を起こす例を時にみかけるが、そのような例ではこの補酵素の産生減少が心不全の発症に一役買っている可能性も考えられる。

この補酵素の体内での産生量は加齢とともに低下するが、おそらく老化現象の一つであろう。注目すべきは最近医療現場で乱用気味の血清総コレステロール低下剤が、肝臓でのコレステロール合成を阻害すると同時にこの補酵素の合成をも阻害するため、抗高脂血症薬服用の人では、この補酵素の合成低下による心臓の筋肉のエネルギー産生障害から心不全に陥る可能性も視野に入れて心不全の患者さんの診療に当たる必要がでてきた。

心不全は医者にとってもなかなか一筋縄ではいかない難しい病態である。

心筋梗塞なんか恐くない!!

一昔前の日本人の死因の第一位は脳卒中であったが、最近ではがんと心臓病がこれを抜いたと言われている。これはあくまでも死亡診断書を元にした死因統計によっているわけだが、本当に心臓病は増えているのだろうか。

新聞の死亡記事欄を毎日読んで、死因の統計を取っている老人に会ったことがあるが、少し前までは「心臓麻痺」とか「心臓衰弱」という死因が書かれていることがあったのに、最近ではこれらがなくなって代わりに「急性心不全」とか「急性心筋梗塞」という病名が多いということを聞いた。自宅で具合が悪くなって、医者が駆けつけた時や病院へ運んだ時には手遅れだった場合に、以前は「心臓麻痺」ですませていたところを、「心不全」とか「心筋梗塞」という病名を医者の方でつけるようになったのだろう。もちろん急死の原因のほとんどは心臓死であるが、「心臓麻痺」では残された家族が納得しなくなったという状況もあるだろう。

心臓病が本当に増えているかどうかという疑問を冒頭に投げかけたが、数の上で少しずつ増加していることは事実だ。しかし、日本人の平均寿命が伸びて世界一になったという事実を考え合わせると、長生きするようになれば当然それだけ動脈硬化が進み、心臓病になる人が増えるのは当たり前のことのように思われる。

ところで、最近の死因として増えているという急性心筋梗塞とは一体どんな病気であろうか。一口に心臓病と言っても実にさまざまな種類があり、急性心筋梗塞はもっとも恐れられているものの一つである。この心筋梗塞は心臓そのものに栄養（酸素）を運ぶ冠状動脈という血管の動脈硬化が原因で起こってくる。

私たちの身体の脳、腎臓、肝臓などの内臓はすべて、心臓から出た太い血管が枝分かれしていって、各内臓に何本ずつかの栄養血管が入りこんでいる。心筋梗塞の原因となる冠状動脈は、心臓から出たすぐのところの大動脈から左右二本が出て、心臓の表面を走りながら心臓そのものを栄養している。心筋梗塞とはこの冠状動脈に動脈硬化が起こり、動脈硬化により膨隆した冠状動脈の内膜の一部が崩れて潰瘍化を起こし、それを修復しようとして形成された血栓によりその動脈が完全に閉塞してしまい、それから先へ血液が流れなくなり、その先の心臓の組織が部分的に死んでしまう病気である。典型的な場合には胸の痛みを訴え、「もうこれでこの世の最後だ」という死の恐怖に襲われる感じを抱くほど、この症状は強いこともある。

最近、新聞紙上で死の定義について議論されていることは御存知のことと思うが、心臓が止まってある一定時間が経ち、回復しなければ死んでしまうことは誰にでもわかる。心筋梗塞になると心臓が止まりやすくなることも容易に想像できることと思う。心筋梗塞による死亡率が高いのは発症二時間以内であるから、起こったらなるべく早く病院に収容することが必要である。病院に収容された心筋梗塞の急性期の死亡率は、わが国では二十％弱のようだが、日本人の心筋梗塞は欧米のそれに比べてはるかに軽いものが多く、病院に到着すれば助かる率が高くなると言える。

日本人の心筋梗塞は、加齢または老化の一現象である動脈硬化に関連して起こるために比較的高齢者に多いが、五十代以前の若い人にみられる場合は、大抵血清総コレステロールが異常に高かったり、喫煙本数が多かったり、美食をして肥満傾向にある場合が多い。また、心筋梗塞にかかりやすい性格としてタイプAということがよくいわれているので、最後にこれをつけ加えておく。

これは、すなわち仕事熱心なタイプの人で、人の先に立って働き、動作がキビキビしていて、仕事を仕上げるのが速く、いつも時間を気にしながら何かをしていないと気がすまないという性格のことをいう。世の中のことにいろいろと不満が多く、曲がったことが嫌いで、正しいと思ったことはどんどん実行し、その代り他人から嫌なことをされると我慢できない、などの行動様式があげられているのでこれらにあてはまると思う人はくれぐれも御用心を!!

心臓がドキドキ

「胸がドキドキしちゃった」などと、よく女性の方が話されるのを耳にする。「ドキドキ」と感ずるのは女性に多いのだろうか。「ドキドキ」するというのはすなわち心臓の拍動を感じることで、医学的には「動悸《どうき》」と呼ぶ。

ヒトの心臓は生まれてから死ぬまで休みなく動き続けるが、普通は心臓が動いていることを感じることはない。夜間、左胸を下にして寝たりすれば、特にやせた人の場合、心臓がドキンドキンと脈打つことを感じることがある。あるいは左胸に手をあてれば心臓の鼓動を触れることができる。

「動悸」がして医者にかかる場合、胸が強くドキンとして脈がぬけるような感じや、脈がとぶような感じを訴える人は多い。専門用語で「期外収縮」と呼ぶ。通常心臓は一定の速さで大体一分間に六十〜八十回位規則正しく拍動している。そこへ別の余分な収縮が、一定の周期から外《はず》れて（期外）起こるためにこの呼び名がある。期外収縮のあとは普通の拍動が一つぬけることが多いので、脈をみると一回ぬけたように感じる。これがある場合には心臓病の専門医に一度は相談されたほうがよいが、大多数の例は心配のないもので、治療の必要もない。期外収縮は健常人でもかなりの割合で認められる。大体一生の間休みなく打ち続ける心臓がいかに精巧にできているとは言え、常に規則正しく一定の間隔で動き続けることの方が異常だと思われる。

次に、何の前ぶれも誘因もなく急に動悸が始まり、脈の数が数え切れないほど早く、数十分〜数時間後突然、あるいは徐々に元へ戻るものがある。「発作性頻拍症」と呼んでいるが、終了後に多量の排尿をすることがある。初めてこれを経験すると心臓がそのうち止まってしまうのではないかと思われる人が多いが、決してそのようなことはない。最近この発作を簡単に止めることのできるよい薬も登場してきた。

逆に心臓の拍動数が極端に少なくなっても、心臓の一回の収縮による血液の拍出量が増すため、それをドキンドキンと強く感ずることがある。あるいは弁膜症その他の心臓病で動悸が出現することもあるし、心不全でも動悸がするし、貧血や甲状腺疾患など特殊な病気で、動悸がすることもある。

更に少し難しくなるが、「発作性心房細動」といって脈が全く不規則になるものも動悸の原因の一つである。この場合、夜更かし、大量飲酒、疲労、精神的ストレス、運動など原因となりそうなものが大抵みられる。

冒頭にドキンドキンと心拍動を感じるのは女性に多いようだと述べたが、更年期の女性で心臓自体には何の異常もないのに動悸を訴えることがある。この場合は、のぼせ、紅潮、発汗などを伴っていて、閉経期症候群などと呼ばれている。また、中年の女性でいろいろな不安状態から動悸を訴える人は非常に多く、一日中動悸が持続したりする。心臓そのものに異常がないことを確認の上で、聞き上手になって精神療法を行わないとなかなか症状が改善しない。

動悸の原因をいろいろ話したが、心臓に関係することだけに、大変不安になられる人が多い。発作性のことが多く、医者の目の前では全く脈が正常のことが殆どである。「動悸」がしてお医者さんのところで心電図をとっても何の異常も見つからないことがある。最近ではホルター心電計といって一日中連続して心電図を記録する携帯用の器械が普及し、「動悸」を感じている瞬間に実際に心電図上どんな異常が起こっているのかがわかるようになり、医者の診断、治療に非常に役立っている。

動悸を感じて心配になった場合、まず動悸を感じている間に脈を自分で触れてみてぬけているかどうか、速いか遅いか、規則的か不規則でバラバラかなどがもしわかれば大変診断の手助けになる。動悸は不快な症状の一つではあるが、原因のいかんを問わず決して心臓がそのまま止まってしまうことはない。動悸を訴えてこられる方の大多数は、実際には心配のないものが殆どなので、いたずらに不安にならず、よく脈をみておき、受診した際に医師に報告することが大事である。

心臓神経症

「心臓神経症」と宣告され、不安で一杯になったRさんを拝見した。Rさんは昨年金婚式を祝ったが、二十五年間同居していた長男夫婦といろいろあって、今年始め別居することになった。老夫婦二人だけで生活を始めて間もなく、Rさんは胸の痛みに襲われ出した。かかりつけの医者に心電図と胸のX線写真を撮ってもらったが異常がない。合点の行かないRさんは近くの病院を受診、検査結果にやはり異常なく、それではこの痛みはどこからくるのかと担当医に迫ると、「心臓神経症」という診断名が返ってきた。

以来Rさんの頭の中は「心臓神経症」という言葉に占拠され、不安で眠れない夜となり、胸が痛くなる度に「心臓神経症のせいだ！」と思い込むようになっていった。胸が痛いという場合、調べた限りでは心臓にも肺にも異常がないと、ひと昔前の医者なら「心臓神経症」という診断名をよく使った。それで医者も患者さんも納得していたのだろう。これと同義で「神経循環無力症」という何やらわけのわからぬ診断名も存在する。

胸部に位置する内臓といえば心臓や肺とそれらを取り巻く心膜と胸膜、さらに大動脈、肺動脈、食道、気管がある。専門的には縦隔という名称もある。あとは胸部表面に肋骨と胸骨、胸壁筋、皮膚、女性なら乳房がある。胸が痛いとなればこれらの組織のどれかが疼いているのであろう。時には胸と腹の境にある横隔膜、さらには胃、肝臓、胆嚢といった腹部内臓の疾患が胸痛を引き起こす。患者さんは胸が痛いとなればまず心臓からではないかと不安に駆られるが、胸痛も原因は心臓に起因しない場合がほとんどで、実際には胸壁の筋肉痛が圧倒的に多い。

ところで身体に起こる痛みは上下肢を除けば部位別に頭痛、胸痛、腹痛に分けて考える。頭部に存在する内臓といえば脳とそれを保護する脳膜しかない。脳自身には痛覚がなく、脳腫瘍などに伴う頭痛は脳が腫れて脳圧が高まることによる。急死の原因として恐れられているクモ膜下出血や、髄膜炎は脳を取り巻く髄膜に起因する頭痛で、これらは頭痛の一％前後を占めるに過ぎない。ほとんどの頭痛の原因は頭蓋外にあり、片頭痛、群発頭痛、緊張型頭痛、大後頭神経痛などという診断名が使われている。いわゆる眼精疲労、中耳炎、副鼻腔炎、虫歯なども頭痛の原因となる。精神的要因によって起こる頭痛に対して心因性頭痛という用語を用いたこともあるが、現在は緊張型頭痛の中に含ませている。

また、腹痛の原因となると、腹部には数多の臓器が存在するためその原因疾患は医者といえども覚え切れないほどになる。その中で腸はよく第二の神経系と言われるように、腸管には神経が密に分布しているから、神経の変調により容易に便秘、下痢、腹痛が起こる。これに対して過敏性腸症候群という診断名が当てられるが、心臓神経症に対抗するなら腸神経症の方がわかりやすい。逆に過敏性心臓症候群という病名があってもよいと思うが、偉い人が決める病名に文句はつけられない。

Rさんに二十四時間連続記録心電図検査を行うと、胸の痛みに一致して不整脈が出現していることがわかり、それに合う薬で嘘のように痛みが消えた。

これまでの臨床医生活を振り返って心臓神経症という診断を下したことはいまだかつてない。

突然の心臓停止

元東京都知事の美濃部さんが亡くなった際、報道機関の伝えるところによれば、前日まで仙台へ選挙の応援に出かけて全く健康であったのに、亡くなった日の朝は自宅で新聞を読んでいるうちに急死したということであった。死んだ瞬間は全く突然にパタッと倒れるように死亡したのか、それとも死亡前数分間は苦しんでから死亡したのか、その辺は明らかではない。死因は高齢でもあることから急性心筋梗塞とか急性心不全とか言っておけばそれですんでしまう。

しかし、新聞などでよく報じられる一見それまで健康そうに見えた若い人が急死した場合には、心筋梗塞などという病名では周囲が納得しないであろう。このような場合、本当は心臓病があったにもかかわらず、家族や本人が全然気付かずにいて、やってはいけない過激な運動などをしたために死に至っているケースもあるだろう。通常の身体検査や、心電図などで全く異常がなくても突然死を起こすことはあり得る。

その昔「ポックリ病」という言葉がはやり、原因は胸腺リンパ節体質という体質異常で急死を説明していたことがある。しかし、最近急死の原因が少しずつわかってきて、種々の原因が考えられている。もちろん高齢の方がおもちを喉につかえさせたり、あるいは喀痰を気道につまらせて窒息死する場合も急死に近い状態を呈するし、クモ膜下出血などを含む俗にいう脳卒中でも急に倒れてそのまま死亡することがある。

しかし、急死の大部分は心臓死である。心臓の停止の仕方には二種類あり、一つは無収縮といってパタッとある時点で全く収縮しなくなってしまうもの、もう一つは心室細動といって心室がさざ波のごとく細かく動いた状態になってしまって血液を全く拍出できなくなってしまうものである。急死の大部分は後者の心室細動によると言われている。急死することが多いことがわかっている心臓病がいくつかあり、診断がつけば本人には告げず、周囲の人に急死するかもしれないと伝えられる。

プールで急死する例が増えたりして、最近では各種の運動教室や水泳教室などで加入前に医師の診断書を求める場合がある。急死する可能性のある人を事前にチェックしておこうということだと思うが、厳密に考えるとどの位の運動までしてよいかという判定はそう簡単には下せない。運動負荷試験といって、心臓は安静時には全く正常に機能していても、運動時には異常を呈することがあるので、いろいろな負荷を与えた時の心臓の反応の仕方を見る方法がある。もともと、狭心症とか心筋梗塞になりやすい人を見つける目的で始められた試験であり、これで異常が出た場合はかなり高率に心臓に異常があると言えるが、必ずしもそうでないこともあり、逆に心臓に相当重症の病変があっても、結果が正常のこともある。

急死を予測することが難しいことがわかって頂けたと思うが、では急死する可能性のある人に対する予防的治療の方はどうなっているのであろうか。実はこの「急死」はアメリカで死因の大きな比重を占め、毎日のように路上で急死する人がいるため、その対策が大問題になっている。薬剤の開発も盛んに行われているが、今のところ副作用もなく良く効くというものは出ていない。人工ペースメーカーのように心臓の中に細い電極を挿入し、心臓に不整脈が起こった際にそれを感知して電気的に治す装置が開発され、最近試験的に使われ始めたが、まだまだ改良の余地が残されている。

一回死にかけて助かった人は次の急死を予防するためにいろいろな薬剤や、このようなすばらしい装置を使うのはよいが、一見健康そうに見える人の中から一体どうやって急死しやすい人を見つけ出すのかということの方が問題である。急死の実体が少しずつわかりかけてきたものの、その発見、予防、適切な治療などはまだまだ今後に残された課題のようである。

「脳貧血」について

アメリカから帰国した友人が飛行機の中でみた光景であるが、ある中年の日本人男性客が座席から立ち上がろうとした際に、急に意識を失って「倒れた」そうだ。乗務員が乗客の中に医師を捜したところ、運よく三人の中年過ぎの医師が名乗りを上げて、診察をしたという。ところが、三人はその乗客を座席に座らせたまま、手首の脈を触れているだけで、脈が弱いとか言い合っているだけだったそうだ。しばらくすると自然に意識を取り戻し、結局はいわゆる「脳貧血」を起こしただけだったようだ。

俗に「脳貧血」と呼ぶ状態は若い人でもよくみられ、救急車で病院に運ばれてくるが、病院へ着いた時はもう戻ってしまっている。急に気絶してまわりの人が却ってびっくりして、慌ててしまうのだろう。この場合、とにかく血圧が下がって血液が脳に充分循環していないので、横に寝かせ、できれば足を少し持ち上げ、頭を低くしてやれば、重力の関係で頭により多くの血液が循環するようになるので早く回復する。

四月は入学式や入社式などが多いわけだが、長時間立って緊張していると急に気持ちが悪くなって、脳貧血を起こして「倒れる」ことは若い人にもよくみられる。もともと血圧が低めの人に起こりやすい。学問的には「血管神経反射性失神」などと呼ばれているが、人間の身体には血圧が下がるなどの異常事態が発生するとそれを元に戻そうとして、神経やホルモンがいろいろと動員される調節作用が働く。年取ってくると、この調節機構はどうしても鈍ってくるので、トイレでしゃがんで血圧が下がったりした場合、回復に時間がかかるようになる。その上年取ってくると脳や心臓などの重要な臓器に動脈硬化が多かれ少なかれ存在していることが多いので、あまり長時間血圧低下が続くと致命的になることもある。

脳貧血は気を失って倒れてしまう原因の一つであるが、「貧血」とは全く別のことである。ただ言葉遣い上「あの人は貧血を起こして倒れた」などと言うが、この場合正しくは脳貧血というべきなのである。気を失って倒れて前後不覚になる状態を、専門的には「失神」と呼ぶが、これを起こす原因は非常に多く、診断の難しい領域の一つである。一時的に気を失ってすぐに回復してしまう場合が多いが、その現場に居合わせて一部始終をよく観察し、発作中のデータが得られないと、なかなか診断困難である。本人は気を失っている間のことはもちろん覚えていないわけだから、そばにいた人の証言が大事になる。気を失って倒れてそのあとに例えば半身麻痺とか言語障害を伴ってくれば、田中元総理のかかった脳梗塞などの脳血管障害が原因として考えられる。

しかし、咳をした途端に一時的に気を失ってしまう咳嗽《がいそう》失神、排尿のたびに失神を起こす排尿失神などは最初に話した血管神経（自律神経）系の反射異常が原因の主役を果たしている。度重なる失神発作の原因が心臓の房室ブロックという心臓の中を通り抜ける電気信号の伝わり方に問題のある伝導障害であったとか、コタツから出ようとして立ち上がった際に気を失い、病院へ到着した時には意識は回復していたものの、原因は解離性大動脈瘤であったとか、自動車運転中に失神発作を度々繰り返し、車が傷だらけという中年女性ドライバーの場合、原因は首をちょっと横に向けた際に頭へ行く椎骨動脈というのが圧迫されるために脳への血液の循環不全が起こっていたためとか、疲労が重なっていて、期外収縮という軽い不整脈が出ている際に、自宅の庭仕事で身体を前かがみにした際に気を失って倒れた例とか、失神の原因は枚挙にいとまがない。

これらは原因が何とかわかったものの一部であるが、実際には大多数の例が迷宮入りとなってしまう。気を失って倒れる原因がありすぎるのと、大半は発作性であるため、発作が去って何でもない時に近代医学の最新鋭の医療器械や検査法でいろいろ調べても、異常が出ないというわけである。どういう状況で起こったのかをよく聞いて、原因を想像するより仕方がないことが多い。つまり、医者もよくわからないことが多いのである。しかし、とにかく倒れたら頭を低くし両足を少し上げさせて寝かせることは、原因のいかんを問わず、何もない時にできる応急処置の一つとして覚えておくとよい。

聴診器はおまじない

聴診器は何のためにあるのだろうか。普通は胸と背中にあてられる。これは心臓と肺の音を聴いている。時に、腸の動きを確認するために腹にあてたり、あるいは頚動脈や股動脈の上にあてる。肺の音を聴くのは慣れてくればそう難しくはないのだが、一番情報量の多い心臓の音を、自信を持って聴診器で聴けるようになるまでには相当な熟練を要する。

患者さんの一般的診察法として、眼で視、手で触れ、叩き、聴くという四つがあり、それぞれ視診、触診、打診、聴診と専門的に呼ばれ、内科診断学のイロハとして教えられる。聴診の中でも、心臓の聴診は基本である。心臓が動くということは心臓の筋肉自体が伸びたり（拡張）、縮んだり（収縮）し、中にある四つの弁が開閉することによって血液の流れを調整している。このため胸壁が振動するわけだが、この胸壁の振動をその昔医者は患者さんの胸壁に直《じか》に耳をあてて聴いていた。しかし、女性や伝染病患者などを診察する時には不向きとのことで、ある一定の距離をもって聴く聴診器がフランスで考え出された。

この聴診器も一昔前のものはゴムの管が非常に長かったことを、年取った方はご記憶のことと思うが、最近のものは極端に短い。音は減衰する性質を持っているから短い方がよい。だからかどうかは知らないが、昔の医者は心臓の音を聴いた結果を、「純」と「不純」の二通りにしか聴きわけていなかった。今でも古いカルテの記載方法を取っているところは、この二種が使われているが今の医者はもっとスマートに記載する。

しかし、残念ながら心臓の音を正しく聴診できる医者となると、心臓病の専門医でもほんのひと握りの者に限られる。これは日本の医者の卒後教育の貧困が原因かもしれない。それまでにいろいろなところで医者にかかっているのに、いまだに一度も心臓弁膜症を指摘されたことがない弁膜症患者さんをいまだに診察する機会があることがそれを物語っている。一般医師の心臓に関する聴診能力がないことのよい証拠である。テレビのクイズではないが、百人の医者に「あなたは心臓の聴診に絶対の自信がありますか」と聞いたら、多分一人いればいいほうだろう。

だからと言って医者は聴診器を捨てるだろうか。白衣と聴診器は少なくとも医者を医者らしく見せるための重要な道具として役立っている。病院専門の泥棒が今でもあとを絶たないが、病院の中で白衣を着て聴診器をさげていれば誰も医者と考えて疑わないと、ある病院荒らしの常習犯が言っている。聴診器にはおまじない的な要素があるのである。つまり、患者さんの側からすると聴診器を胸にあてられることにより、身体の中を診てもらったという安心感が生ずる。

日本では医者に僧侶とかあるいは良き相談相手的な要素を求める傾向があるから、患者さんを安心させる道具としてこの聴診器はまことに重宝である。多くの患者さんを診る医者側からすれば、初診の時に心臓の音などを一度きちんと聴いておけば、あとは余程状態の変化が起こらない限り、心音が変化することは稀である。

前述のように最新の聴診器はゴムの管が短いため、外来で多くの再来患者を診察する時には、いちいち患者さんに近寄って聴診器を胸にあてるだけでも疲れる。だから、こういう時には昔の長い聴診器が欲しいと思う。もちろん、心不全とか心筋梗塞とかになれば、心臓の状態は時々刻々変化するから、一日に何回も注意深く丹念に聴診を行う。この時には聴診器は本来の目的のために使われるわけだが、それ以外の時には患者さんを安心させるための道具として、また医者を医者らしく見せるための道具として使われていることが殆どである。

心臓病診断の基本は聴診にある。しかし、昔の医者はきちんとしたトレーニングを受けずに、というよりは教える能力を持った医者がいなかったから教われなかった。今の医者は、超音波など新しい診断技術、検査法の登場で却って聴診の腕を磨く努力を怠りがちである。したがっていまだに聴診能力のすぐれた医者は不在であると言っても過言ではない。それでも聴診器は医者のトレードマークである。

3　経験豊かな医師とは

自動車修理と病気の診断

最近の日本の車はひと頃に比べて故障が非常に少なくなったが、昔はよく壊れて修理工場へたびたび車を入れなければならなかったことを覚えている。車をディーラーへ持ち込むと、若い見習いの修理工におもちゃにされるのか、却って悪くなることがあるので、町の修理工場へ行くことにしていた。

ある時、その修理屋へ行くと、こちらの故障の症状を聞き終わらないうちに、息子さんと思われる若い修理工が車を調べ始めた。順序立てて原因となるものを一つ一つ打ち消しているようだったが、結局よくわからないと言って、その修理工場の親父さんに助けを求めた。親父さんは、車の故障の状態について二、三質問したかと思うと、前にも同じような故障を何度か経験しているのか、故障の原因をすぐに言い当ててしまったのでびっくりした。この親父さんもきっと若い頃はしらみつぶしに、故障の原因と思われる箇所を丹念に調べていたのだろう。しかし、今回はそのような面倒な調べをせずに、診断を言い当ててしまった。

同じようなことはいろいろなところで見られると思われるが、われわれの世界も例外ではない。数年前、知り合いのSさんの父親が、自宅の庭で草花の手入れ中、突然気を失って倒れた。奥さんがあわてて救急車を呼んだところ、よくあることだが、救急車が到達した時には全く元に戻っていた。救急車というのは一度出動すると、緊急性がなくても、相手が酒に酔って一一九番をかけたのであろうと、とにかくどこかの病院へサイレンを鳴らしながら連れて行くのが原則となっている。Sさんの父親はもう良くなったから病院へ行きたくないと拒んだが、自宅近くの某病院へ運ばれて入院までさせられてしまった。

そこで何と二か月近くもいろいろと難しい検査をされたが、結局倒れた原因はよくわからないと言われ、自宅へ帰された。ところがしばらくすると時々頭がフラフラするようなことがあるとのことで、Sさんは父親を連れてやってきた。診察すると時々期外収縮を認める以外には異常が認められなかった。期外収縮というのはもっともありふれた不整脈の一つであるが、Sさんの父親の場合この期外収縮がたった一つ出現するだけで血圧が約二十㎜Hg下がり、しかも血圧が元のレベルに戻るのに十秒以上もかかることがわかった。Sさんの父親はもともと血圧が低く、普段百㎜Hg前後なので、期外収縮のために血圧が下がると少し頭がフラフラしてしまう。通常は期外収縮が一つ出た位では血圧は下がらないし、たとえ下がってもすぐ元の血圧に戻るが、Sさんの父親の場合は例外的に血圧低下が長く続くのであった。

そこでこの期外収縮を抑える薬を使い始めたところ、もう四年半近くになるが、頭がフラフラすることは一度もなく、もちろん気を失って倒れることもなく、八十歳を過ぎた今も毎日八時間ロシア語の翻訳をしている。

日本の医療制度下では、駆け出しの若い医者に診てもらっても、老練な大家に診てもらっても医療費は同じである。同じばかりか、診断がつかないために次から次へと検査ばかりする未熟な医師の方が、簡単な検査一つですぐに診断を言い当てる経験のある医師より医療費をたくさん請求できる仕組みになっている。診断能力というか、診断に至る思考過程や、いろいろな検査結果の読みの深さ、経験などを客観化して値段を決めることは不可能に近いので、仕方がないのかもしれない。

自動車修理の場合、早く故障箇所が発見できれば生産性が上がるが、病気の場合も原因を調べる時は、ただ考えられるものを片っ端から調べるのではなく、可能性の高いものから調べていかないと医療費の無駄遣いになる。病気になった時にはどの医者にかかるかによって随分回り道をさせられたり、その後の運命が左右されることがあるので、いざという時にみてもらえるお医者さんを普段から考えておくことが必要である。

顔を診る

ある方の紹介で中年の女性の診断を依頼された。診察室へ入って来られた時のその方の顔はすでに、何か悩み事があって助けを求めに来たらしいということを、それとなく伝える雰囲気を漂わせていた。こういう初対面の時の勘は大切にしたい。その方の症状はよくある胸の重苦しさであった。形のごとく二、三の質問をすると、どうも狭心症や不整脈の発作ではなさそうだし、また心不全による呼吸困難でもない。診察をしても身体にこれといった異常所見は認められない。要するに心臓にも肺にもどこにも悪いところが見当たらないのである。このような場合、恐らく身体的な病気ではないと思っても一応簡単な血液検査、心電図、胸部レントゲン写真などの検査を行った上で、特に身体の方には異常がないことを告げる。

ここから先が問題なのである。大抵の場合「どこも悪くないですよ。神経でしょう。お薬（精神安定剤）をあげますから」などと言って帰してしまう医者が多い。これでは実は根本的な解決にはならず、患者さんの苦しさは続く。それは医者の側から一方的にみて（肉体的）異常がないのであり、しかし患者さんは胸が苦しいのである。患者さんの側は割り切れない感じをもってその場を去り、またどこかで別の医者に診てもらうことになりかねない。悩める病人全体を理解する気持を持たずして、病気だけに目が向いているからこうなってしまうのである。

診察室へ入った時のあの顔を思い出して、この方の胸の重圧感の元になっている精神的な悩みを聞いてあげなければならない。とは言っても「何か悩み事はありませんか」などという聞き方は野暮である。大体診察室のカーテン越しに他の患者さんがいたり、そばに看護師さんがいるという大方の病院の診察室の構造はいただけない。患者さんと二人っきりになれる検査室へ行って簡単な検査をしてあげたところ、この方はポツポツと語り始めた。実は三十年も連れ添ってきた主人に女がいて、会社の金の一部をその女につぎ込んでいたことを最近知って悔しくて悔しくて仕方がない、というのが話の主な内容であった。身体の方は異常がないことをすでに説明してあるので、ここではただ相槌を打って聞いてあげればよい。

医者の卵の医学生が医学部に入っていわゆる教養課程を終えるとまず解剖学、生理学、病理学などの基礎医学科目を教わる。これがすんで臨床医学が始まると、最初に内科診断学というものを習う。病気の診断をどのように行っていくかという方法論を教わるのである。病気を持った病人をどう診断するかという方法論は一言も述べられていない。あくまでも病気の診断である。

その診断学の中で患者さんをどのように診察するかという順序、方法に視診、触診、打診、聴診の四つがあると教えられる。つまり、まず患者さんを視るのであるが、太っているかやせているかに始まり、顔貌とか皮膚の色、発疹、手術の傷痕などに目を向ける。ついで手で触る触診で、脈を触れるのもその一つであり、腹部を触って胃や胆嚢の辺りを圧しても痛くないか、肝臓が腫れていないかなどをみる。三番目が打診、すなわち叩くわけであり、これは手指を使って主として胸部前面と背中を叩いた時の響きをみる。最後は聴診で、医者のシンボルの一つである聴診器を心臓や肺、身体各部の動脈の上にあてて聴いたり、腹部では腸がよく動いているかどうかを判定する時にも使う。

ところで、このように視、触、打、聴診の四つは確かに病気診断の系統的な診察法ではあるが、病める病人をみるにはその患者さんの顔、中でも目を見ることを付け加えたい。人は面と向かって話をする時には目を見るだろう。それは丁度一目惚れという言葉通り、恋人同士の目と目の間に飛び交うインスピレーションに似ている。恐らく結婚相手を決める時にはお互いに目を見て決めているのではないだろうか。正に、顔には人のそれまでの歴史のすべてが刻み込まれている。顔を診ていろいろなことを思いめぐらし、同じ病気でも接し方を変えていかないと、治療がうまくいかないことは多い。先程の四つの診断法に「顔診」なるものを加える診断法はどんなものだろうか。

見える科、見えない科

内科の診察や身体検査を受けた時などに、お医者さんに舌圧子と呼ばれる金属でできた細長い板状のものを、大きく開けた口の中に突っ込まれて吐きそうになった経験をお持ちの方は多いだろう。あれは舌や口の中を見るのはもちろんのこと、舌を押さえて主として喉の奥の咽頭という場所と、その両脇に位置する俗に扁桃腺と呼ばれるところを見ているのである。風邪をひいて喉の奥が痛い時に、喉が赤いとか、扁桃腺が腫れていることを指摘された人もいるだろう。実は、喉は内科医が普通の診察法で直接病変部を見ることができる唯一の場所なのである。眼の粘膜を見て貧血の有無を知るのも、同じ目で見て診察を行う視診の一つだが、得られる情報はあくまでも間接的なものにすぎない。

この後、首の辺りを手で触ってリンパ腺が腫れていないかどうかを確かめたりするのが触診、胸や背中にあてた片方の手指をもう一方の手指で叩く打診、そして聴診器で肺や心臓の音を聴く聴診にうつる。それからベッドに寝た状態で腹部を触診し、続いて足のむくみの有無などを調べるのが、一般的な内科診察の手順である。これからわかるように身体の内部の異常を調べる内科医にとって、喉以外の場所について直接病変部は見えていない。

そこで検査することになるわけだが、例えば胃カメラにより胃の中の粘膜を直接見ることはできる。

あるいは消化管の下の方の大腸なら、先端にカメラが付いた棒を肛門から突っ込めば、同様に内部の粘膜を見ることができる。胃や腸は中空臓器といって、中が空洞になっているので、先端にカメラのついた棒を突っ込めば中が見える。肺に連なる気管支も同じように気管支鏡と呼ばれるもので中を見ることができる。これらは総称して内視鏡と呼ばれるが、胃と大腸の間に位置する小腸となると、口からも肛門からも遠すぎて普通の方法では棒が届かない。

肝臓や腎臓など中が空洞ではない実質臓器と呼ばれるものに至っては直接見ることは不可能である。腹部に直接棒を突き通す腹腔鏡というのを使えば、肝臓の表面だけは見ることができる。中に血液が満たされている血管や心臓も、胃カメラなどと似た先端にカメラの付いたカテーテルという管を使って、内部を覗こうという試みがなされているが、血液が邪魔で、これを排除しながら見るのは一苦労である。つまり、内科医が取り扱う病気の臓器は身体の奥の方にあるため、直接病変部を見たいと思うと、棒や管を突っ込むという荒っぽい作業が必要となる。

ところが、外界に近く位置する眼、耳、鼻や皮膚などの病気は、医者が直接目で見て診断することが容易である。婦人科、泌尿器科などの多くの病気も、ちょっとした器具を使えば、直接病変部を観察することによる診断が可能である。ただし、皮膚科の病気などは、診断はついてもその原因まで知るのは難しいものが多い。しかし、簡単に病変部を見ることができるという点は、内科医からみると大変に羨ましい。

したがって内科の病気の多くは、間接的な情報を元にして診断を組み立てていかなければならない。昔からあるレントゲン検査や、これとコンピュータとを連動させたＣＴ検査あるいは超音波検査などの普及により身体内部の画像が得られるようになったが、これらは今のところあくまでも臓器の影が見えているだけである。一般の診察室に超音波などの器械が置かれ、胸や腹の中を影絵として映し出すことが触、打、聴診などに取って代わりつつあるし、すでに身体検査などの一貫として超音波による検査を社員全員に行っている大企業もある。

身体内部の映像化が進むと、見えすぎることによる思わぬ落とし穴も待ち構えている。従来の視、触、打、聴診法からは病気の存在が全く考えられないのに、超音波検査で心臓に異常な影があるからということで手術に踏み切ったら何も病気が存在しなかったということも間々あると聞く。消化管を除けば、今のところ身体内部の情報の多くはただの影絵でしかない。映像情報に頼りすぎずに、やはり頭で考えるという作業が内科医にとってはまだまだ必要である。

言葉の空回り

人間誰しも生きている限り、時には寝不足で頭痛がしたり、二日酔いで胃がムカムカしたり、寝違えて首筋が痛くなったり、あるいは疲れて肩が凝ったりするだろう。そういう時に医者へ行く人もあるし、放っておいて自然に治るのを待つ人もあれば、何か買い置きの薬でも飲んで治そうとする人もある。このような症状がどの位つらいのか、あるいはたいしたことがないのか個人差もあり、それは感じている本人以外にはわからない。だからこれを「自覚症状」と呼ぶ。

一方、足がむくんだとか、血を吐いたとか、意識がなくなって倒れたとかいったものは、第三者が見ても明らかであるから、「他覚所見」とか「徴候」と呼ぶ。これらの「症状」や「徴候」が病気の入り口的な役目を果たしていることは言うまでもない。ところで、「徴候」の方は素人の目にも明らかであるから問題はない。しかし、頭痛、肩こり、めまい、息切れといった「自覚症状」の類いは、あくまでも患者さん本人が感じているものが、言葉を通してこちらに伝えられるものであるから、他人にはどの位つらいものなのかはわからない。

「胸が苦しい」という表現が使われたとしよう。胸は人間の精神の座である「こころ」にも関連してくるため、実は厄介である。それが胸部圧迫感なのか、胸部絞扼感なのか、胸部不快感なのか、あるいは息切れなのか、呼吸困難なのか、医者仲間の言葉に置き換える作業をしなければならない。息切れがすると言ってきても、よく問いただすと溜め息をつくようであったり、一瞬心臓が止まるような感じであったりする。つまり、同じ「息切れ」という言葉でも、医者の考えている息切れの意味と、医学的には素人である患者さんの考える「息切れ」との間には相当の隔たりがある。

むくみとか、吐血といった何らかの形で他人の目に見える「徴候」ならよいが、頭痛、息切れ、動悸といった自覚症状を取り扱うに当たっては、その症状を本人が本当の所はどんな風に感じているのかをよく問いただす必要がある。患者さんの述べる症状を鵜呑みにして、それをそのままカルテに記載してはいけない。この一番大事な仕事を、大きな病院では新米の駆け出しの医者にさせることが多いが、本来はベテランの老練な医者にやらせるべきであろう。人生のいろいろなことに不安を抱きながら暮らしている人が増えているという昨今の社会的背景もあり、不安によるいろいろな症状を訴えて受診する人が多くなっているからである。

カルテに胸部圧迫感のために来院したと書かれた若い男性に、様子が変なのでよくよく聞くと、最近仕事が面白くなくなってきており、昨日徹夜マージャンをしたら、何となく今日は胸が張りついたような感じであるという例は、結局仕事を怠けたいだけなのであろう。また、夜間にだけ時々胸が重苦しくなるという一人暮らしの中年女性の場合は、マンションの隣家に住む若いカップルが、友達を連れてきて深夜まで大きな音で音楽を聴き騒いでいるのに腹が立つと、胸が重苦しくなるということであった。

こんなことで病院を受診することができる国は平和というべきなのか、医療費の無駄遣いというべきなのか呆れてしまうこと度々であるが、次から次へといろいろな患者さんを数多くこなさなければならない病院の外来では、医者の側の「どうしたんですか」という問いかけに、ただ「胸が苦しいんです」と答えたら、患者さんの全体像をよく吟味しないうちに「狭心症」などというレッテルが貼られて、いろいろな検査へ回されている例をよく見かける。それこそ言葉の空回りである。だから、いつも感性を磨いて、どのようなタイプの人間から発せられた言葉で、どのようなニュアンスで症状が述べられたかを注意深く観察し、診療を進めないとうまくいかない。

日本語はあいまいであると言われるが、臨床の現場では実は患者さんの述べる言葉（症状）をどのように解釈し、認識し、重みづけをするかということが一番大事なことであり、これは科学技術がいかに進歩しようとも器械に委ねることのできない患者さんを診る入り口である。そして、このことはわが国の医療を欧米の医療と一味違ったものにさせている理由の一つである。

経験豊かな医師とは

「あの先生は経験豊富な先生だから命を預けても大丈夫」とか「あの若い先生はまだ経験が浅いから駄目だ」などと言うことがある。一体、医師の「経験」とは何のことだろうか。人生全体が「経験」そのものの連続とも言える。

人生全体を「経験」と考えれば、長老ほどすべての面で経験豊富ということになろうか。生きていると毎日さまざまなことが起きるが、生活のあらゆる場面で、意志決定を次々に行いながら、われわれの人生は過ぎ去っていく。では同じ長さの時間を生きれば、同じように経験豊富となり、次の意志決定がそれ以前よりうまく行えるようになるだろうか。意志決定には物事の認識、判断が前提であるから、当然個人差が生ずることとなる。つまり、人が皆違っているのは、よい経験をたくさん積むか、悪い経験を積むかによるのだろう。

最近、人間の経験とは何かを考えようとする「行動科学」という学問が脚光を浴びている。いわば、人間の思考過程を分析しようとする学問である。もし、ある歳になって経験豊かな医師とならなかったら、それはそれまでに良い、正しい経験を多く積まなかったからだとも言える。

ところで、われわれは身体のどこかに異常や変調を来たすと、心配になって医師を訪れる。医師の方はどのようにして診断を進めていくかというと、患者さんの訴える症状から一番可能性の高い病気を頭に思い浮かべる。これはある場合には、いわゆる第六感的な「勘」に頼ることもある。そして、今思い浮かべた病名にすべてが合致するかどうかを確認する目的で、いくつかの質問をしたり、検査をしたりする。時には症状のみからある病気の診断が容易にできてしまうこともあるが、やはり証拠固めのために検査が行われることが多い。

最初に思い浮かべた病気が合わなければ、次に可能性の高い病気を思い浮かべ、患者さんの症状がそれに合うかどうか、更にいくつかの質問を続ける。この繰り返しにより最終的な正しい診断に到達する。診察についても同様で、的を絞って頭の中に思い浮かべた病気の診断に有用な情報を集めるべく、系統的に行う。

日常よく見られる症状については、このプロセスが大体決まっており、どの医者も同じような考え方をする。あまり見掛けない症状については一定したものはないが、やはり似たようなプロセスで正しい診断に迫ろうと努力する。したがって、患者さんを見た際に一番最初に思い浮かべる病気によって大体の方向づけがなされるので、これを間違えると大変なことになる。そして、その前提としてもっと大事なことは、患者さんの述べる症状をどう把握してどのような異常が身体の中に起こりつつあるかを分析することである。この積み重ねが医師の「経験」となるわけだが、正しい経験を多く積むことは容易なことではない。

自分は絶対に正しいと考えたことも、それが真に正しいかどうかわからない。だから他人の意見や批判に耳を傾け、必要ならいつでもそれを受け入れる心のゆとりを持つことは重要である。どうも医者という人種はこれが苦手で、他人から診療内容に口を出されるのを極端に嫌うようである。他人は必ず違った見方、考え方をするものであり、この他人の意見を快く聞き入れる耳を持たないと、間違った経験ばかりを積むことになりかねない。多くの医師が独善的で、一人よがりで他人に批判されることを好まない傾向があると思っている人は多い。

多くの病気をいつも正しく診断することは難しいばかりでなく、この心臓移植が行われる時世にも、われわれの医学、医療を支えているいろいろな病気の診断、治療の基盤は軟弱であり、非常に不確かなものの上に成り立っている。筆者が医者になって半年位経った時、医学があまりにもいい加減なことを基にして行われていることに非常なショックを受けたことを思い出す。特に治療に至ってはきちんとしたものは何もないと言っても過言でない。

こうみてくると、経験豊かな医師を目指すことがいかに困難かがわかる。病名をつけて治療を行うという行為は、今の医学水準で考えてもっとも適切であり、かつもっとも可能性が高いということを前提にしてのことであり、時には他人の意見にも耳を傾け、何度も軌道修正をしながら進めていくべきと思う。人は批判をされながら生きるのがよいとも言われる。医師は毎日医学的に全く無知ないわば弱者である患者さんを扱うため、自分の行為を顧みることを忘れがちである。

「総合診療科」の必要性

身体のどこかに異常を感じて病院へ行く場合、病院のどの科へ行けばよいのかわからないことがある。例えば、腰が痛い場合は内科でよいのか整形外科の方がよいのか、尿の異常が気になる場合は、内科なのか泌尿器科なのか、あるいは喉が痛い場合は、耳鼻科へ行ったほうがよいのか、内科でもよいのか、迷ってしまう。訪れる科の選択を医学には素人である患者に任せているからいけないのである。

腰痛があって整形外科へ行ったら腰の骨には異常がないから内科へ行きなさい、と言われたような経験を持っている方もいるだろう。ただでさえ混雑している病院の外来を、あっちへ行ったりこっちへ行ったり、患者さんにとっては特に高齢で足腰の不自由な方にはつらいことである。診察室を一か所に固定しておいて、他の科の先生に診てもらう必要があるなら、医者の方がいろいろな科の間を動けばよい。そうすれば待ち時間もぐっと短縮する。

病院によっては、受付にベテランの看護師さんを配置して患者さんの振り分けを行い、行くべき科の指示を行っているところもある。それでも例えば腹痛のために内科へ行くように言われて、内科で急性虫垂炎（俗に言う盲腸）と診断され、手術した方がよいから今度は外科へ行きなさい、というようなことを平気でやっている病院が殆どであろう。患者の方は一度脱いだ衣服を着て、外科でまた脱がされるわけだから大変である。患者さんのほうをそのまま内科の診察台に寝かせておいて、外科医のほうが内科の診察室へやってきてその患者さんを診察すればよい。

あるいは病院を受診する前にホームドクターとか、かかりつけの医者に一回診てもらって、病院のどの科へ行けばよいかの指示をもらえれば事はスムーズに運ぶ。特にホームドクターから病院宛の紹介状を書いてもらえば理想的である。しかし、いろいろな理由でこれが必ずしもうまくはいっていない。

そこで、このようなトラブルを解消することもあって、最近日本各地のいくつかの病院に「総合診療科」外来という耳慣れない科を設けたところがある。そして今後これが増えていきそうである。初診で病院へ訪れるとすべてこの「総合診療科」外来でまず診察を受ける。この「総合診療科」なるものが生まれた背景は複雑で、冒頭に述べた病院内でのいわゆる患者さんのタライ回し的なことを避けたいというのもその理由の一つであるが、もう一つの大きな理由は医者の卒後教育と関連がある。現在日本のホームドクターの平均年齢は高齢化の一途をたどっており、一方で新規に開業する医者が減っている。

開業するには広く浅く一通りのことをこなせる医者を養成する必要があるが、医学部卒業後の医者のトレーニングシステムが全くないということもあり、またその他のいろいろな理由から医者の側も専門医を目指す傾向が強くなっている。専門医になりたいのならまず「総合診療科」でいろいろな病気を学んでから専門の勉強を始めればよい。インターン制度の廃止以後内科のことも殆どわからない眼科医とか皮膚科医が出現している。医学部卒業後内科のトレーニングを受けないうちに眼科、耳鼻科、皮膚科などへ進める仕組みになっているためである。

ところが、医療の現場では高齢化社会の出現によって、一人で身体のあちこちに病気をたくさん持った患者さんが増えてきた。糖尿病があって、血圧も少し高く、腰の骨が変形している上に、時々不整脈の発作がある患者さんが、腸のがんのために手術をするなどという例が多くなっている。このような場合には、いろいろな病気に対してある一定のレベル以上の高度な医療が受けられれば、患者さんは安心して手術に臨めるであろう。一人で複数の病気を持つ患者さんを入院させる場合、しばしば何科に入院させるかでもめる。「総合診断治療科」は外来だけでなく、入院患者にも必要となっている。

「総合診療科」という新しい科が全国各地の病院で開設したが、ここでトレーニングを受けて患者さんの全身を広く浅く、くまなく診察できる医師と、専門医とが手を取り合って患者さんの診断治療に当たればよいと思われるが、その成果は今後の努力いかんによるような気がしている。

病院選びの一例

親友の精神科医からの相談である。父親もまた精神科医で、東京郊外の大きな精神病院の院長をしていた頃、何度か会ったことがある。数年前に肺がんを患い、がんを専門に扱う大きな病院で手術を受けた。最近になってそれが再発し、再入院が必要となったが、今度は手術は無理で、いわゆるターミナル・ケア（死を目前に控えた終末期医療）に主眼が置かれるだろう、と言った。

この話を聞けば、以前に入院して手術を受けたそのがん治療の専門病院へ再入院すればよいと思うだろうが、前回入院時の印象がよくなかったらしい。というのは、その病院はそうそうたる各領域のがんの専門医を配しており、確かに手術に際してはそのうちの一人に執刀してもらって良かったと思っている。ところが、日々病室で細かい世話をしてくれた受持ちの担当医に不満があったらしい。その病院にはがんの専門医を目指して、毎年全国のいろいろな大学を卒業したたくさんの若い研修医、レジデント医が勉強しに集まってきているため、その質が一定でない。入院して誰が受持医になるかで、重症患者の場合にはかなりケアに差がでてきてしまう。いくら上の偉い先生の監督下にあるとはいえ、毎日直接細かい世話をしてくれるのは若い研修医であるから、がんの末期患者である父親は、また前回のような主治医が担当になったら困る、と言った。

それで、父親が昔卒業した大学医学部の付属病院に入院させようと考えたらしいのだが、その大学は上の方の偉い先生方の臨床能力が低く、優秀な先生が少ない点が不安である。ただし、その医大の卒業生の質は割合高く、卒業後一、二年目の実際に主治医となる若いドクター連中は、皆一生懸命に頑張る優秀な人が多いので、担当が誰に当たっても比較的信頼がおける、と言った。

つまり、がんの専門病院に再入院して、毎日親身になって病人のいろいろな細かい面倒をみてくれる研修医、受持医の質は多少悪くても、上にあの有名な偉い先生がついているのだからと自分に言い聞かせて我慢するか、それとも上の方の先生の臨床能力は今一つ頼りないが、若い担当医の評判が良い大学病院へ初めてではあるが入院させるか、という選択である。友人の相談事とは、父親はがんの末期で今回は手術を受けるわけではなく、後者の方を取ろうと思うがどうかということであった。がんも最後になれば実際に毎日病室へ顔を出してくれる熱心な若いドクターに当たった方がよいと考えて、そのチャンスの大きい方を選んだわけである。いわば「実」を取るか「権威」を取るかという問題であるから、個人の考え方に帰することであり、荷が重すぎて答えられなかった。

友人の場合は医師であるから、ある程度いろいろな病院の内情に関する情報を入手しやすいわけだが、一般人であったらこの種の正確な情報は入らない。もちろん一般の方からも受診する病院の選択に関して意見を求められることは多い。手術を受けなければならなくなった時には切実な問題である。よくマスコミに名前の出ている有名な先生のいる某大病院に、何も知らない一般の患者さん達が押しかけるが、事情を知るわれわれは、まず紹介しない。紹介しても手術の結果を報告してくれないし、手術成績の公表に当たっては結果が悪く出た例は抹消して報告しているという噂が絶えないからである。それでも患者がクチコミからか集まってくる。そこには、物事の本質をきちんと見極めないで、伝聞、口承の類を元に行動するわが国民性を垣間見るような気がしてならない。

病院の建物が立派だったり、設備が整っているという外見だけからでは、そこで行われている医療行為の質は見えてこない。特殊な病気、稀な病気であったら一般には大きな病院で診てもらった方がよいと言えるが、ごくありふれた病気の手術であれば、小さな病院にも「名医」はたくさんいる。風邪とか高血圧といったごくありふれた病人までもが、大学病院などの大病院を訪れるという無駄が続いている所を見ると、やはりわが国民の医療側に求めるものが医学的な知識や情報ではなく、権威とか安心感といったものであるからなのだろう。

医者のその一言

酒を減らせ、煙草はやめよ、といわれても実行できない人が多い反面、運動や妊娠出産を控えた方がよいとの医者の言には素直に従う人を見かける。妊娠出産がだめだと言われると、結婚まであきらめてしまう人さえいる。医者のその一言のために人生が狂わされるのは誠に気の毒である。

更年期障害に悩むKさんは、十六歳の時に発作性頻拍症と診断された。急に心臓の拍動数が通常の約三倍に跳ね上がり、激しい動悸で今にも心臓が止まるのではないかという極度の不安感に襲われるもので、発作中は生きた心地がしないという人もあるが、発作がたとえ数日続いても命を落とすようなことはない。Kさんは医者に一生治らない、運動はやめた方がよい、無理はできないと言われ、結婚して育児をすることは到底無理と考え、独身を通してきたという。運動はもちろんのこと、結婚、育児も普通にして全く問題がないのに、Kさんの両親が適齢期に縁談を避けたらしい。

大学時代に身体検査で心雑音を指摘され、紹介された大学病院で弁膜症の診断が下され、将来手術が必要になる、妊娠すると心臓に負担がかかるからできれば子供は作らないほうがよい、と医者にいわれたEさんは、結婚はしたが子供はあきらめた。節制したためか、結局手術も受けずに還暦を迎えた。Eさんを最近ある方の紹介で拝見したところ、弁膜症は非常に軽く、妊娠、出産にとくに支障があるとは思えない状態にあった。

若年者の突然死が騒がれるからか、学校検診で心電図の異常を指摘され、不安になっている親子が多い。十六歳のN子さんは身体検査で心臓に雑音が聴かれ、また脈拍数が少ないという理由で精密検査を受けるよう言われて来院した。昨年も同じ指摘を受け、病院で検査を受けた結果、激しい運動は避けた方がよいと言われている。今回は本人がバドミントンクラブへ入りたいといってきかないからと母親が連れてきた。

心雑音の方はやせていて胸の厚みが薄いため、心臓から肺へ向かう肺動脈本幹がより胸骨に近づいており、その部分を通過する血流の音が胸壁上で聴こえているだけで心配ないことがわかった。また、脈拍が遅いというのは若者によくみられる迷走神経の作用が少し強いためで、まったく心配のいらないものであった。それでバドミントンはもちろん、運動に対する制限は不要であると告げた。

かつて心臓に何かちょっとした異常があると腫れ物にさわるように体育の時間は見学扱いにされ、不要な運動制限や生活上の規制を強いてきたことは残念ながら事実である。昔は聴診器一本で心臓の雑音の起源を言い当てる診療だったから、診断に自信がもてない場合はそうしておけばまず問題がないという医者側の一方的な論理だったのだろう。最近は超音波などの画像診断法が普及しているにもかかわらず、まだ過度に恐れて不必要な制限が学校保険という大義名分の下で行われ、その犠牲となっている学生を見かけるのは残念である。

何か心臓に異常があるらしいという時には、まず正確な診断を下すことが先決であるが、その上でもし生活上の規制が必要であれば、それが本当に本人のためになるのかどうかよく考えて行わないと、本人の一生を台なしにしている場合がある。医者から過度の生活規制、運動規制を申し渡されている例を診る度に思わずため息がでてしまう。

4　病気の予防は可能か

現代医学に対する病気予知への魔術的期待

　ある一流企業の重役が「クモ膜下出血」で急死した。五十二歳であった。重役の急死ということがその会社の創業以来初めての出来事であったため、社内はそのことで少し騒がしくなった。

　以前より社員の健康管理に大変熱心な会社であったため、早速社長より健康管理のやり方を総点検するよう指令が出た。健康管理を担当するドクターを数人常勤でかかえている会社であったが、社長曰く、「毎年こんなにたくさんのお金をつぎ込んで身体検査や検診を行っているのに、先のような不幸な事態を何故予測できなかったのか」と、ドクター達に迫ったということである。会社の医務室に最近はやりのコンピュータ断層写真撮影用の装置（ＣＴと呼んでいる）を買って、社員全員に頭のＣＴ検査を施行したらどうかということが、重役会議で真面目に議論されたという。

　クモ膜下出血という病気は、俳優の天知茂さんがこれで急死されたことを覚えている方もあることと思うが、普通は生まれつき脳の血管の一部に動脈瘤という血管の「こぶ」のようなものがあって、これが急に破れて起こる場合が殆どである。今の医学では残念ながらこれがいつ破れて出血を起こすかということを予知することは不可能であるばかりか、動脈瘤の存在を簡単な検査法で知ることすらできていない。

動脈瘤を発見するには、脳の血管を映し出す特殊な検査が必要で、そのためには脳へ行く血管に造影剤という薬を注入してレントゲン写真を撮影するか、あるいは造影剤を使用した磁気共鳴像検査（MRアンギオと呼んでいる）を行わなければならず、社員全員にやるには手間と時間がかかりすぎて、到底できない。重役会議で話題にのぼったCT検査では、動脈瘤の発見はできないのである。

したがってクモ膜下出血という病気は、生まれつき脳の血管に動脈瘤という異常があれば、誰にでも起こり得る。しかし、その動脈瘤の有無を簡単な検査で調べることが今のところできないわけだから、動脈瘤がいつ破れて出血を起こすかを予知することは、もともとできない相談なのである。

このような突発的に起こる病気で急死することは昔からあったわけで、昔なら仕方がないと諦めてしまっていただろう。しかし、今は時代が違って何とかならないのだろうかという期待がわいてくる。心臓移植や男女の産み分けが可能になっている現代医学の技術をもってすれば、こんな病気の予知ぐらいは可能であろうと考えるのは、ごく自然である。現代医学に対する魔術的期待とでもいうべきか。最近では脳の移植なども本気で考えられているから、そういう話を聞けば現代医学には不可能なことはないという錯覚に陥るのは当然である。

しかし、現実には現代医学は毎年何百万、何千万人もの人がかかる風邪という一番頻度の高い病気にかからないようにすることすらできない状態である。寒さに対する注意とか、日常生活上の細かいことに気を配って、自分で風邪をひかないように防衛するより仕方がない。

クモ膜下出血以外にも、突然発症する病気はたくさんある。心筋梗塞とか脳梗塞なども突然起こることが多い。こういった病気の予防法として塩分を控えろとか、コレステロールを下げろとか言われているが、いくら食餌に注意していても起こる時には起こる。塩辛いものが好きで、それでいて長生きしている人はたくさんいるから、その人その人をよく見て不必要な食餌指導はしてはいけないのだろうと思う。

それよりも、心筋梗塞などにかかった人にその少し前の状態をいろいろ聞いてみると、子供の結婚式の準備で忙しかったとか、親類の葬儀が重なったなどの冠婚葬祭の時や、親子関係のトラブル、個人的な悩みや心配事、仕事がうまくいかなくなったり、何らかの環境の変化が生じるとか、あるいは普段やり慣れないことに手を出したりするとか、いわゆるストレス状態にある場合が多い。だから、くよくよするタイプの人はこのような時に少し注意をすればよく、予測が不可能なクモ膜下出血にいつかかるのだろうかなどという心配をするのは全く馬鹿げている。

見えざる敵

中学生時代の夏休みに課外活動の一環として神奈川県警で交通事故の統計を取らせてもらったことがある。月曜日と金曜日に事故件数が多いとか、雨の日に多いとか、免許取りたてより運転に少し慣れてきた三、四年目のドライバーに事故が多いとかいった結果を覚えているが、当時と現在では高速道路はできたし、車の数もドライバーの数もまるで比較にならないくらい増えてしまった。

ところで、警察が発表する事故の原因は決まってスピードの出しすぎとか、前方不注意とか、無謀運転とかである。だからなのかどうか事故防止対策として、スピード違反の取り締まり強化、安全運転の講習会開催など警察の方々がいろいろ努力されているが、あまり実効が上がっていないのは残念ながら事実であろう。その証拠に、事故による死者は増えており、決して減っていない。

では一体どうすればよいのだろうか。例えば若者の二輪車事故を減らすには、二十五歳以下の若者に死者が多いので、二十五歳以下で二輪車免許を持つ人達に、一定期間各地の救急センターを見学させるのはどうであろうか。自分達と同年代の者がいかに無駄に命を落としていくかがよくわかるので、少しは自重するようになるだろう。その上で安全運転の指導をやらないと、誰しも自分だけは大丈夫であると考えるのが人間の常である。

また、車のスピードの出しすぎによる事故も、何故スピードを出していたかというと、高速道路上などでは大抵車の流れに乗れずに追越車線をゆっくり走行している車があったりして、後続の車の中にイライラする者があれば、これが車線変更・割り込みなどを繰り返して事故に至るケースをよく見かける。事故現場には事故当事者だけが残るので、結局スピードの出しすぎで片付けられるが、本当の原因車は現場から立ち去ってしまったノロノロ走行車である。更にもう一歩立ち入ってゆっくり走行していた理由を聞けば、運転の未熟、制限速度を遵守していた、道に不慣れで出口を捜していた、などのことが見つかり、道路標識の不備が事故の発生に一役買っていたなどということもはっきりしてくるだろう。

実は、同じことが病気の予防、治療についてもあてはまる。病気の敵としていつも槍玉にあがる喫煙、酒の飲み過ぎ、食べ過ぎ、ストレス過多などがあり、大体医者が患者に言うことは決まっている。それはタバコをやめろ、酒の量を減らせ、塩分を控えろなどという例にみられるごとく、人の楽しみを奪う制限に満ち満ちたものである。交通事故の直接原因がスピードオーバーであっても、では何故スピードを出しすぎることになったのかということを考えなければ真の対策が打ち立てられないように、大量飲酒が原因で肝臓を悪くしたという場合、では何故その人の酒量が多いのかということまで突っ込んで追求しなければ、本当の意味での血の通った患者指導はできないし、再発防止につながらない。

胸が苦しいと訴えてくる中年女性の場合、実は主人に女がいて会社の金を注ぎ込んでいたことを知ってから苦しくなってきたとか、息子が事業に失敗してそれが元で離婚したとか、孫が受験に失敗したとか、大抵病気の裏には何かがある。こういったことは医者に話してしまわないと、いつまでも心に荷物を背負ったままになるから、胸の苦しさが取れない。患者さんがいつも心を開いて医者に悩みを打ち明けてくれるよう、医者は人間修行をすべきであろう。

交通事故の直接原因がスピードオーバーであっても、その車がスピードを出した理由は自分の前にいた車の流れに乗らない低速車で、それは道路標識が不備であったからということがあるように真の敵はいつも隠れているから、一歩立ち入ってよく見極めないと結局再発は防げない。人間の心理として、スピードを出すなということは酒を飲むなと同じく、反発を招くだけで実が上がらない。

病気の予防は可能か

最近の日本では世の中が少し平和になったせいか、病気になってからその手当をするのではなく自らの健康は自らの手で守る、すなわち病気にかからないようにするにはどうしたらよいかということがよく言われる。病気の予防ということなのだろうが、これにはいろいろな意味が含まれていて、小児期に行われる予防接種などは幾つかの伝染性疾患の発生を完全に抑えてしまうわけだから、文字通り病気を予防していることになる。

しかし、一般に成人病といわれるような心臓病、肝臓病や脳血管障害（脳卒中）の発生に対しては、太りすぎるな、塩分を控えろ、タバコを吸うな、酒を飲むな、といった指導が行われる。こんなことは、小学生にだってよくないとわかることで、本当にこれがその人にとって悪いことでどうしてもやめさせたいなら、ただ「やめろ」というだけでなく、どうしたらやめさせることができるか、その具体的な方法を考えなければ実効があがらないことが多い。

タバコを吸うと肺がんになりやすいとか、塩分の過剰摂取が高血圧につながるというのはあくまでも集団を対象にした疫学の結果であって、タバコを吸っていても肺がんにならない人は大勢いるし、塩分を余計に摂取していても血圧が上がらない人もたくさんいる。これからの個人指導は、本当にこれらの制限が必要な人を見つけ出して個別的にやらなければならない。

病気を直接起こすきっかけはもっと別のところにある。ある日の午前一時頃外来へ通院中の患者さんの奥様から、電話で往診の依頼を受けた。時々不整脈の発作を起こされる画家の一人で、今回は自分の個展とお弟子さんたちの展覧会の開催が重なってしまい、その準備のためにその晩は夜更けまで仕事をしていたところ、突然冷汗を伴う動悸発作が発来したということであった。医者はあまり好きでない方とお見受けしていたのだが、やはり処方された薬は服用していなかったようだ。この方の場合、絵を描くことを制限することは、生きることそのものを否定することになってしまうので、そんなことはできない。

似たような例はいくらでもある。お米屋さんのご主人が年末に殺到する餅の注文をさばこうと徹夜で仕事をしていたら突然不整脈の発作を起こしたとか、不動産屋さんと家の明け渡しの交渉中にカッとなって狭心症発作を起こしたとか、受験に失敗した孫のことを案じていたら胸が苦しくなってきたとか、社長になった途端急に海外出張が増え、それがもとで胃潰瘍になって大量の吐血をしたとか、枚挙にいとまがない。もっと一般的には企業戦士と言われるサラリーマンの一部の方々で、特に営業畑にいると接待その他でお酒を飲む機会が多く、肝臓を悪くする人は案外多い。

病気の発生というものは、このように根源的なところで人間の日常の営み、男性の場合は取り分け経済的活動と深くかかわり合っている。したがって、病気にならないようにするために、サラリーマンに向かって酒を飲むなとか、企業の社長さんに向かって海外出張をやめろということはできない。

もう少し立ち入って考えてみると、人の生活を大きく変えさせてしまうほどの権利がわれわれ医師に与えられているかと言うと、答はノーだろう。人間の一生は大体生まれた時から寿命が決まっており、一生懸命働いて若くして燃え尽きるタイプの人に向かってあれこれ言って、細く長く生きさせるようにすることは不可能のように思われる。したがって普通の医師なら「何々するな」と注意するところを、私は余程の場合を除いて何も言わない。その意味では大変悪い医師の一人なのかもしれない。

その私から一言、病気にかからないようにするためにはどうしたらよいかというと、何か普段と違ったやり慣れないことをするハメになったり、家庭内や仕事場で大きな環境の変化に見舞われた時に用心することである。その他はやりたいようにやってもらうより仕方がないと思っている。

病気製造会社

この数年間、大学生の就職希望先の上位にランクされている大手企業の一つの健康管理センターの所長さんに会う機会があった。同社の社長以下重役の大部分が、胃潰瘍にかかって胃を切っているという話を伺った。その所長さんは外科医であるが、だからと言ってむやみに胃を切っているわけではないという。薬による内科的治療を行っても再発率が高く、外科的な手術治療なら約三週間の入院ですんでしまい、手術によって胃を切除しておけば手術後タバコも酒もやめてくれるというのがその理由である。つまり、手術で胃を切っておかないと、ストレスの多い職場でタバコはやめられないし、宴席で酒を飲み続けるため、結局再発してしまうというわけである。何十年にもわたって、同社社員の健康管理を行ってきた経験からにじみ出た、誠に味わい深いお話であった。

逆説的な言い方になるが、その会社では胃袋を切るくらいになるまで働かないと重役になれないという噂が社内に流れているという。同業他社との競争が激しいだけに、社員のストレスは相当なもので、土曜日曜も返上して会社のために働く会社人間の姿がみられる。あらためて先端情報産業の厳しい一面を見せつけられたわけであるが、これが大学生に現在就職希望先として人気が高い企業の裏側である。

所長さんの話はまだ続いた。この会社の社員には理工学部系の卒業生が多く、仕事の性質上、真面目で凡帳面な性格の社員が多く集まっていることもこのようなことが起こるのに一役買っているという。仕事が忙しくて家庭生活を充分に顧みることができないから、社員の子供達の間に登校拒否、拒食症なども多くみられ、そのために専任の精神科医を一人雇ってカウンセリングに力を入れているという話を伺ってまた驚いた。会社は社員ばかりでなく、その家族にまで病気を作る下地を提供していることになる。時代の先端を走る一見格好良く見える企業にもこんな一面があって少々不安になった。やはり物事は何でもすべてにわたって良いということはあり得ないということを示す例であり、無理をすればどこかにひずみが出るのである。物事は中庸を重んじるのがよいとは、昔からよく言われることである。

わが国では最近企業における従来の年功序列制度が少しずつ崩れ始め、能力を重んずる欧米式のやり方が浸透しつつあるという。企業の中途社員採用とか、三十歳代の若手を重役に登用する企業の出現もその流れの一つであろう。時代の早い変化に対応して競争にどうしても打ち勝とうとすれば、止むを得ずこのような人事をせざるを得ない背景がある。しかし、そのようにして選ばれた人達の実際の生活を覗けば、非常な忙しさとストレスの連続である。

胃潰瘍と並んで二大ストレス病の一つと言われる病気に心筋梗塞があるが、これで倒れる三十代、四十代の人が増えつつある。大抵は何の前ぶれもなく突然襲われるわけだが、入院していても頭の中は仕事のことで一杯で落ち着いた治療ができず、一日でも早く退院しようとあせる人が多い。若くしてこの病になる人は、仕事に対する責任感が人一倍強く、いつも何かをしていないと落ち着かない、のんびりすることが苦手なタイプが多いから、入院中も部下に会社の書類を持ってこさせて、われわれに見つからないようにこっそり病室で仕事をしている光景を見かけることもある。

その昔は国民病とまで言われた肺結核で半年や一年間の療養生活を送った人は数多い。それに比べれば、心筋梗塞や胃潰瘍という二大ストレス病にかかったら、数か月間位療養させてあげる位の気持が企業側にあってもよいのではないか。

このような会社人間とか企業戦士とか言われる有能な社員を患者さんに持つと、企業の犠牲になっているその社員につい同情してしまう。現代という時代に責任があるのかもしれないが、いつの世も疾病はその時代の社会、経済状態を反映しているということがよくわかる。先日お会いした健康管理センター所長さんの開き直った態度は象徴的であった。

身体検査今昔

本格的な春の到来と共に、どの学校も新一年生を迎える時期がやってきた。学校ではこの時期には年一回の身体検査が行われる。マンモス大学などでは、何千人もの学生を短期間に処理しなければならないので、その舞台裏は大変である。

身体検査では、身長や体重の測定に始まって、内科、歯科、耳鼻科、眼科などの検診を行う。そして胸部レントゲン写真を撮影するというのが一般的であろう。胸部のレントゲン写真撮影は、戦前から行われているわが国独自の制度であり、肺結核を発見する目的で始められたものである。ところが、現在わが国では若年者の肺結核が激減してしまった。どこの肺結核療養所も空きベッドだらけで、閑古鳥が鳴いている。そのため、療養所の中には循環器病センターのようなものにくら替えする施設が増加している。つまり、肺から心臓へのバトンタッチである。

胸部のレントゲン写真を撮影すると、肺だけでなく、心臓も写る。もう三十年も昔の話になるが、大学の医務室勤務を医局より命ぜられて、毎年五千人以上もの大学生の胸部レントゲン写真を撮影していたことがある。肺結核と診断される学生の数は毎年二、三名であった。そこで、胸部レントゲン写真に写る心臓の影に注目してみた。すると心疾患の疑わしい者が、数十名見つかった。中には精密検査を行って手術に回った学生もいた。その頃は胸部レントゲン写真上、心臓の影が少し大きく写っていても、あまり関心を示すドクターが少なかったことを覚えている。

長年外来へ通院している今年八十歳になる女性患者のCさんに、たった一人のお孫さんがいた。そのお孫さんが昨年志望の大学に入学できたことを私に報告して、Cさんは大変喜んでいた。Cさんは自分の心臓が悪いにもかかわらず、受験前、孫の大学入学を祈願して近くの神社へ毎日のようにお参りしていた。今度はそのお孫さんの成人式が待ち遠しいと言われていた矢先、このお正月に自宅でこたつに入ってテレビを見ている最中に、このお孫さんが急死してしまった。いわゆる突然死である。救急車到着時にはすでに死亡していたという。そのためかどうか、不幸なことにその一週間後には、この大学生の父親、つまりCさんの息子がショック死した。

若年者の突然死は昔からあり、時々学童や若い人の急死が新聞などにも報道される。その原因については、少し前までは特異体質と考えられていた。しかし、最近の研究によると、このような若年者の突然死のほとんどが心臓死であることがわかってきた。突然死を起こす疾患は数多い。心電図にだけ異常を示すものもある。子供の頃かかった病気に関連して起こるものもある。一番困るのは、いろいろな検査を行っても何の異常もないのに、一時的に心臓の機能に異常を来たして、突然心臓の動きが止まってしまう場合である。これは今のところ、地震ではないが予知が困難である。最近では小学校や中学校でも身体検査時に心電図を測定するところが増えてきており、大きな前進である。しかし、検査時には異常がなくても、心臓は止まり得るから厄介である。Cさんのお孫さんのような不幸なケースを繰り返さないようにする動きが、やっと緒についたわけである。

いつかアメリカのバレーボールの選手が日本での試合中に急死したことがある。原因は少し専門的になるが、マルファン症候群という生まれつきの病気をもっていて、そのために大動脈がこぶのように腫れてしまって、それが試合中に突然破れて出血を起こしたと報道されたことを覚えている。したがって、この場合は心臓そのものは突然死の直接の原因にはなっていない。

四月には各学校で新一年生を迎えて身体検査が行われるが、今や関心の的は肺から心臓へ移りつつある。若年者の急死をいかにして防ぐかが当面の課題であり、そのための検査の選び方、行った検査結果の評価をきちんと行うことが大事であると思われる。

人間ドックの功罪

人という生物は極めて精巧に出来ている。死んでその機能が停止すると、それはもうただの物体にすぎない。この精密な生物体は、生きている限りいろいろな故障を起こす。そしてそれは様々な症状となって表れるが、故障の原因は時にわかりにくい。最近の日本の自動車は故障が非常に少なくなったが、万が一故障して修理工場へ自動車を持ち込むと、故障の種類に応じ系統だった調べ方をしているようだ。時には熟練した修理工が一度で原因を言い当ててしまうことがある。多分それまでに同じような故障を見たに違いない。自動車の故障の原因調べは、医者が人間の病気を診断する様によく似ていて面白い。

しかし、人体の場合は故障が相当進んでいても症状が全くないことがある。そこで症状がまだ表れないうちにいち早く故障箇所を発見するために、健康診断なるものが行われている。わが国では古くは肺結核の早期発見に主眼が置かれていたが、近年はがん、心臓病、糖尿病などのいわゆる生活習慣病の発見に力が注がれている。この健康診断も当初各職場ごとに年一回、主として労働者を対象に行われていたが、最近では「人間ドック」なる名称のもとに一般人も対象とされている。人間ドックには半日ですます短期のものから、一週間位かけて行うものまでいろいろある。大抵は検尿、血液検査、血圧測定を含めた一般内科診察、心電図、胃のレントゲン検査などがその内容の主なものである。人間ドックを受ける方の側からすると、一通りこれだけの検査をすれば、体の中をくまなく調べてもらった気になる。しかし、各検査の目的とその限界を知らないととんだことになる。

S氏は一流会社のバリバリの中年男性営業マンである。仕事柄夜の接待の席が多く、どうしても飲む機会が多い。四十歳を過ぎる頃から体力も衰え始め、少しずつ仕事が辛くなっていた。毎年春の会社での検診で軽い肝機能異常を指摘されることがあったという。しかし、最近では検診日が近づくと少し節制して断酒をすれば血液検査も正常になることを誰かに教わって、ここ数年間は再検査のために呼び出しを受けることもなくなっていた。

S氏は今年の春の検査でも異常なしという返事をもらっていた。ただ何となく心配なので、七月には会社の近くの診療所でも肝機能の血液検査を受けており、やはりすべての項目につき正常範囲内という結果をもらって安心していた。ところが八月始めに帰宅途中の電車の中で急に具合が悪くなり、救急車で某病院へ入院、肝臓がんと診断されたがすでに手遅れで、間もなく亡くなった。恐らく肝臓がんの前段階として肝硬変という状態になっていたのだろうが、これはしばしば普通の肝機能を調べる血液検査では見落とされてしまう。

健康診断や検診、人間ドックを受けた側からすると、忙しい中を時間をやりくりし、血を採られ、尿を採られ、すっかり体中を調べてもらった気分になるのだろう。Ｓ氏のように毎年調べてもらっていたのに、何故進行したがんの存在に気がつかなかったのだろうかという疑問が当然わき、医者を責めたくなる。

ここで一般に行われている検査内容に眼を向けてみると、まず検尿により糖尿病、腎臓病のスクリーニングを行う。血液検査では主に貧血の有無、肝機能、血糖、腎機能など血液化学と呼ばれる項目が自動分析機により調べられる。心電図を取れば心臓の状態がすっかりわかってしまうと思っている人が多いが、実はそうではない。胃のレントゲン写真撮影の目的は早期胃がんの発見であることは言うまでもない。比較的頻度の高い病気に焦点を合わせて、短時間に手間のかからない方法でスクリーニングをしているのだが、この他にも大腸がんや前立腺肥大症、女性では乳がんや子宮がんのスクリーニングも一般検診内容に加えたいところだが、いろいろな理由からその実行は必ずしも容易ではない。またこれらの悪性腫瘍については、時々経験することだが検診直後に発病したとすれば、次の年の検診までには相当進行する。

これからわかるように、検診を受ける際にはどんな項目が入っていて、どんな病気をスクリーニングしているのかを理解しておく必要がある。「異常なし」という判定が出ても、それはあくまで調べた範囲内のことであって、体のすみずみまで「異常なし」というわけではない。医者の説明不足のためにＳ氏のようなケースにぶつかることがある。

直視せずに切ります

解剖学実習で、身体各部のスケッチを行うことがあるが、最近の学生の中にはスケッチする位なら、いっそ写真に取ったらどうかと教官にせまる者があるという。スケッチするには対象をよく観察しなければならないが、写真では見たつもりになるだけで見たことにはならない。

ところで、外科医が手術の前に手を洗うことを手洗いと呼ぶ。手掌だけでなく、前腕から肘の上まで入念に専用の石鹸を使って洗う。その後術衣を着、滅菌したゴム手袋をはめ、手術にとりかかる。その手袋を術中にはずし、素手で手術を行うことがあると聞いたら驚くであろう。

心臓弁膜症のひとつに僧帽弁狭窄症というのがある。心臓の四つの弁膜のうち、左心房と左心室との間に位置する僧帽弁は、その形状が西欧の僧侶が使う帽子に似ていることからその名がある。僧帽弁は二枚の弁尖から成るが、僧帽弁狭窄症では二枚の弁尖の両端が癒合してしまう。

癒合を切り裂く手術を交連切開術といい、昔の心臓外科医は弁を直接目で見ずに、人差し指を入れて切り開いた。それで非直視下交連切開術という。どの位切り裂けたかは執刀医の指の太さと勘によるが、これを行う外科医の中には、手術用の手袋をはめたままでは感覚がつかめないからと、その場に及ぶと手袋をはずし、素手に切り替える者があったのである。

手術とはいえ、随分と大ざっぱな方法である。その後これは癒合した僧帽弁尖を術者が直接目で見ながら切り開く直視下交連切開術に変わった。今はまたバルーンカテーテルで狭窄を開くという直接病巣を見ない手法に取って替わられている。

話変わって、最近外科の旗色がよくない。胃潰瘍は切らずに治すのが原則となったし、胆石は腹腔鏡下摘出が主流になってしまったし、大腸ポリープや早期胃がんなどは内視鏡下手術が行われるし、心臓の冠動脈手術もバルーンなどによる血管形成術が登場し、要するに開胸や開腹手術件数が減ってしまった。

昔のような手術が減ったことにより、外科医の卵が手術の経験を積めないという問題も浮上している。内視鏡下手術では、胸部にしろ腹部にしろ体内に入れた胸腔鏡や腹腔鏡を通して見える術野の映像は平面であるから、奥行き感のある立体像を得るために、術者は特殊な眼鏡を使用する。メスや外科用鋏も柄の長いものを使うため、操作は容易でない。

ある大学の外科医局ではロボットを使った手術の研究に余念がない。ロボットとパソコンをつなげば、離島の手術室にいる患者さんを、都心の大病院の医者が遠隔操作により手術することも可能になるというのが味噌だ。

外科と内科の大きな違いと言えば、外科医者は病変を直接見ることができるという特権があった。

それが今や様々な画像を通していわば間接的に病巣部位を見て処置を行わなければならなくなった。対象を目でよく見ることからすべてが始まるというのに、対象を直接見ずに、画像として見ながら手術を行うことになるとすれば、われわれの目あるいは脳の視覚領域に何らかの変化をきたすのが当然であろう。解剖学実習でスケッチには意味がない、写真を取ればと言った学生が医者になれば、案外抵抗がないのかもしれない。

病変部位を直視せずに手術を行ういわば映像外科とでもいうべき一分野は、臓器移植、遺伝子治療と並んでこれからの外科の三本柱のひとつになっていくのだろう。

代替医療の幕開け

若かりし頃はがん専門病院で、毎日がん病巣を切りまくっては、術後は定番の抗がん剤療法を上司に言われるまま行ってきた外科医H先生に会った。これまでの医療に疑問を感じ、郷里にターミナルケアと取り組む病院を開設したところ、地元で評判となり、入院待ちの患者さんで予約が一杯であるという。

そこでは抗がん剤は使わず、メガビタミン療法といって大量の各種ビタミンと良質の蛋白質の補給により免疫力を高めるのに主眼をおく。患者さんが死ぬのは、がんそのものによるのではなく、食べられないための栄養失調で命を落とすのだという考えに基づく。がんと診断され精神的に落ち込んでいる患者さんが多いため、病院の二階には絵を飾り、音楽会を開いて患者さんの心をなごませるのに良い効果が出ているとも聞いた。

一方、やはり別のがん専門病院を退職したN先生は、医療相談を専門とするある団体の顧問医に招かれた。そこでは病気の診断には通常の西洋医学的手法を用いるが、治療はできるだけ薬を使わず、栄養指導を行うとともに、患者さんにお花を見せることにより美と心と技の三位一体による治療を実践している。日本では医者と言えばほとんどが西洋医である。明治維新政府は、ドイツ医学の中の医学研究に重きを置いたいわば実験室医学のみを取り入れたため、この国の西洋医はその影響を色濃く受けている。当時ドイツで盛んに行われていた種々の民間療法には目が向けられなかった。

しかし、最近西洋医学以外の様々な療法を試みる医者が増えてきた。漢方ももちろんそのひとつであるが、生薬・鍼灸・指圧・気功などを含む中国医学、インド医学、免疫療法、ハーブ療法、ビタミン療法、アロマセラピー、温泉療法、各種健康補助食品、精神心理療法など、いわゆる伝統的医療ともいうべきものが見直されている。

西洋医学は人間を肉体と精神とに二分し、分析的手法を主体に診断治療を行うが、伝統的医療は人間そのものを総体として扱う点が大きな違いである。

アメリカで更年期以降の女性の心臓の動脈硬化や骨粗鬆症予防を目的として一時女性ホルモンの補充療法がはやった。なぜかこれは今日本で遅れてはやり出している。ホルモン補充療法はアメリカでは乳がんや子宮がんの発生が増える、いや関係ない、といった論争が絶えず、いまだに決着がついていないが、それならそれに代わるものはないかと代替療法が模索されてきた。

現代の西洋医学領域において科学的に検証されておらず、また応用されていない医療を代替医療と呼び、アメリカでは国立衛生研究所内に代替医療事務局を設置し、この分野の科学的研究の推進を行うとともに、ハーバード、コロンビア、スタンフォードといった著名な大学では代替医療の研究センターが設立され、医学生への講義も開始された。先にあげた伝統的医療が西洋社会で用いられた場合は代替医療の一環として分類されるが、西洋医学を補うという意味からは補完医療とも呼ばれる。

医学の新たな潮流となりつつある代替医療については、日本ではまだ医学部では講義もされていないし、通常の病院ではもちろん行われていない。

冒頭に引き合いに出させて頂いた二人の外科医のように、日本でも代替療法の萌芽が見え始めた。代替医療を求める患者さんの急増を受けて、日本で補完代替医療学会が旗揚げされたが、今後の動向が大変気になるところである。

5　コレステロールを恐れるな

タバコはやめられない

喫煙が健康に有害であることは誰でも知っている。タバコを吸っていると肺がんにかかりやすくなるとか、心臓や胃に悪いということはわかりきったことである。

日本ではドクターの中にもまだまだタバコを吸う人がいるようだが、アメリカでは殆どのドクターが吸わない。もしドクターが吸えば馬鹿にされるので、トイレなどに隠れて吸うという話がある位である。しかし、一方でタバコは酒と並んで古来からの人間の楽しみの一つでもある。よく、酒がやめられないとか、タバコがやめられないという話を耳にするが、なかなかうまい解決策はないようだ。

Sさんは現在六十五歳であるが、元はサラリーマンで、定年退職後は家でブラブラしていた。若い頃より一日五十〜六十本のタバコを欠かしたことがないといういわゆるヘビースモーカーである。三年前に胃潰瘍にかかり、血を吐いたりして輸血をする騒ぎがあった。退院後も時々胃の痛みを訴えていたが、タバコはやめられず、何種類もの抗潰瘍剤を服用していた。

そのSさんが、二年前いつもの胃の痛みとは違う、みぞおちより少し上の部分の痛みと吐き気を訴えてやって来た。すぐに心電図をとったところ急性心筋梗塞とわかり、入院させた。幸いにも入院後の経過は良かったが、喫煙が禁止されたため、入院後数日して禁断症状が出始め、イライラして周囲の人をどなり散らすようになった。看護師さんの目を盗んでは他患者のところへ出かけて行ってタバコを分けてもらったり、それも駄目になると夜間こっそり病棟をぬけ出して他病棟に出かけ、灰皿の中に捨てられている吸かけのタバコを拾っては吸い出すという始末であった。

付き添っていた奥さんが本人にタバコ銭を渡すと一人で買いに行くだろうからと、お金を渡さなかったことが裏目に出てしまった。私は元来絶対にしてはいけない場合を除いて、患者さんにやれタバコを吸うなとか、酒を飲むなとか言わないことにしているが、病棟の規則と、心臓病の看護上の問題点から、看護師さん達は何とか吸わせないようにと指導する。しかし、相手をみて上手にやらないと却って逆効果になることがあるわけである。

Sさんはその後も以前と変わりなくタバコを吸っていたところ、数か月後に再び心筋梗塞の発作を起こして入院してきた。そして半年後には三度目の発作を起こす破目になり、Sさんの心臓はもうボロボロになって辛うじて動いているといった状態なのだが、それでもタバコはやめられず、一日に最低十本は欠かせないという。ある日奥さんが私のところへやってきて、「先生、あの人にタバコはいけないと言ったら却ってイライラして、心臓の発作をまた起こすに違いないから、残り少ない人生を本人の好きなように生きさせたいと思いますが、どんなものでしょうか。」

涙ながらに訴えてきた。三度も死と対面しながらやめられなかったタバコのことだから、もちろん大賛成であった。その後以前と同じように吸っているが、気分的に落ち着いたせいか最近は胃の痛みも、心臓の発作も起こさず、いつもニコニコしているようになった。

この例のように、本人の性格もあるが、三度も死と対決するような目にあっても、タバコはやめられないものである。それはタバコに含まれるニコチンに、麻薬と同じような働きがあって、一度始めてしまうとどうしても抜け出せなくなる魔力が備わっているからかもしれない。それなら初めから手をつけなければいいわけだが、若い時につい大人の仲間入りをしたくなって、格好をつけるためにちょっと吸ってみたらやみつきになってしまったというのが、大多数の本音であろう。どうか、タバコは麻薬の一種と考えて、まだ吸ったことのない方には手を出さないことをすすめておく。

肝機能障害必ずしも肝臓病にあらず

肝臓は人体における一大化学工場のようなものである。代謝という化学反応を円滑に行うため、肝臓には多くの酵素が存在する。代表的なものがＧＯＴ、ＧＰＴで、これらはそれぞれＡＳＴ、ＡＬＴと呼び名が変わった。肝細胞に異変が起こると細胞内からこれらの酵素が血液中に遊出してくるため、血中濃度を測定すれば肝臓の機能異常がわかるというわけである。手軽に血液検査でわかるから肝機能検査は汎用されている。これが脳機能となると血液検査をして数値に表すことができない。物忘れがひどい、頑固になった、めまいや耳鳴りがする、歩く速度が遅くなった、同じことを繰り返し言って念を押す、昔の思い出話をする、などといったはなはだ客観性のない事項で判断せざるを得ない。ところでその肝機能検査には盲点がある。

Tさんは六十五歳。半年間で体重が七キログラムも減少。がんが心配で受けた人間ドックの結果は肝機能異常あり、要精検と言われた。超音波、CT、胃カメラ検査を行うも原因ははっきりせず、入院の上血管撮影検査が必要と言われ、たかが肝機能異常だけでどうしてそのような難しい検査を受けなければならないのかと、助けを求めてきた。拝見すると心臓に不整脈がみられ、全身の皮膚がじっとりと汗でぬれ、手指が震えている。体重減少とも併せて甲状腺機能亢進症に間違いないと考え、それを血液検査で確認の上、薬を服用してもらうと、約四か月で肝機能の数値はすべて正常化した。

Mさんは六十八歳。検査結果通知書に肝機能障害のハンコが押されてあり、アルカリフォスファターゼ(ALP)という酵素の数値が高い。聞けば前立腺肥大症で服薬中であり、腰痛にも悩まされているという。前立腺がんの腰椎への転移が疑われたので、泌尿科医に精密検査を依頼すると見事診断が的中、肝機能障害からよくそんなことがわかったと感謝された。

Ｓさんは五十八歳。毎日晩酌を欠かさない。毎年の検診で指摘される肝機能異常は、酒量からしてアルコール性肝障害による肝機能異常と信じて疑わなかった。そのＳさんが最近むくみと息切れを訴えて受診した。調べると心臓に立派な弁膜症があり、そのために心臓が肥大し、それが肝臓にまでむくみを引き起こし、肝臓は心不全による肝硬変の状態を呈していた。専門的には心性肝硬変と呼ぶ。

やや肥満ぎみのＤさんは弁膜症で通院中の四十八歳女性。Ｓさんとは違ってまだ心性肝硬変を引き起こすほど心臓の状態は悪くない。最近ＡＳＴ、ＡＬＴ、ＡＬＰ、血清総コレステロール値が上昇傾向にあり、腹部超音波検査を行うと胆石が見つかった。これが肝機能障害の元凶と考えられた。

Ｏさんは七十二歳。区民検診で肝機能障害と言われて受診。血清総コレステロール値が異常に高い。甲状腺機能低下症を疑って血液検査を行うとやはりそうで、甲状腺ホルモン剤服用三か月で肝機能は正常化した。前述のＴさんのように甲状腺は機能亢進でも機能低下でも肝機能異常を引き起こす。

もちろん肝機能異常は慢性肝炎、脂肪肝、アルコール性肝障害といった肝臓自身の病気によることが多いのは言うまでもない。頻度は低いが自己免疫性肝炎、原発性胆汁性肝硬変と呼ばれる肝臓病もある。ＡＳＴ、ＡＬＴが高いと肝臓の障害であると短絡的に考える人が多いが、肝臓病によらない場合もあるので素人判断は禁物である。

知らぬ間に進行する糖尿病

Hさんは、昔女学校の先生をしながら姉さんを養い、ずっと二人暮らしだったという。定年退職後に二人のための家を新築したが、その約半年後に長年糖尿病を患っていた六十二歳になる姉さんが脳梗塞に倒れ、いわゆる植物人間に近い状態となってしまった。何とか奇跡が起こることを祈って病院へ泊り込みの看病を続けた甲斐もなく、数か月後に亡くなった。せっかく新築した家も姉さんの部屋は使われずじまいとか、実はHさんの姉さんはそれまでに何度も糖尿病の具合が悪くなって、入退院を繰り返していたのだが、入院中はよくても家へ帰ると勝手気ままに好きなだけ食べるという食事をするために、すぐに病状が悪化するという状態であった。

一方、経営コンサルタントであるS氏は五十七歳で、俗にいう医者嫌いで通っていた。数年前の夏、全身のむくみに気がついたが、二か月間放置。むくみは少しずつひどくなり、ズボンのウエストがきつくなったので、洋服をすべて新調し直した。医師である甥のすすめで、ようやく重い腰を上げて、入院した。調べてみると、むくみの原因はネフローゼ症候群といって、腎臓の障害のために血中の蛋白質が尿の中へ大量にもれてしまうためであることがわかった。その腎臓病の原因が糖尿病であることがわかったため、早速糖尿病の治療として食餌療法を開始したところ、急速に改善して一か月後には退院の運びとなった。腎臓の状態は非常に悪く、一年後には人工腎臓による血液透析を考えていたが、食餌療法をきちんと続けているために、五年後の今も毎日元気に働いている。

糖尿病は古くからある病気で、その名の示す通り尿に糖がもれ出るために、尿をなめてみると甘いことから見つかったと言われている。現在では、糖尿病は膵臓から出るインシュリンというホルモンの相対的不足が原因で起こることがわかっている。そして、糖尿病になりやすい素質を生まれつき持っている人に何らかのストレスが加わると発病すると言われている。糖尿病になると、尿に糖がもれると同時に尿量が増えるために多尿になり、したがって口渇感を覚え、また身体の栄養源である糖が尿よりもれ出るために、やせてくるとよく言われる。確かに比較的短期間のうちに悪化してくる糖尿病の場合に、こうした症状がみられることもあるが、実際にはこれらの症状を全く認めないものの方がむしろ多い。

それよりも、糖尿病は全身の動脈硬化を促進するために、冒頭に紹介したHさんの姉さんのように脳の動脈硬化が進んで脳梗塞を起こしたり、あるいはS氏のように腎臓の動脈硬化をひき起こしたりする。また、心臓自身の栄養血管である冠状動脈の動脈硬化を進めて心筋梗塞となったり、また糖尿病性網膜症を起こして視力障害を来たしたりと実に多彩な病像を呈する。しかも、多くの場合このような最終の病気に至るまで全く症状を認めないため、糖尿病の存在すら知らなかったという人も多い。

外来に糖尿病を合併した人がたくさん通ってきているが、本来の糖尿病そのものによる症状を認める人はほとんどいない。血糖値を調べて高いと食餌療法の話をするが、いまだに「先生、甘い物を食べなきゃいいんでしょ」と言われる人が多いのにはびっくりする。その昔、糖尿病の人には甘い物を食べさせてはいけないという考えがあったのは事実だが、甘い物でなくてもとにかく食べ過ぎてカロリーを多く摂ることがいけない。したがって、甘い物を食べようが、宴席でお酒を多少飲もうが、とにかく指示された一日のカロリーの範囲内であれば、何を食べようとかまわない。食餌の全体量を減らすことに努めていれば、たとえ医者から糖尿病だと言われても普通の人と全く同じに過ごせる。もっとも「俺はうまい物をたくさん食べて早く死ぬんだ」などという強がりを言う人に時々お目にかかるが、前にも述べたように糖尿病は全身の動脈硬化を知らず知らずのうちに早め、その結果動脈をボロボロにし、つまり老化を促進することになるわけだから、いつまでも若々しくいるというわけにはいかなくなる。

過呼吸症候群

深夜、睡眠がもっとも深くなっているいわゆる深睡眠期に当たる時刻に、なぜか三晩続けて患者さんからの電話で起こされた。三晩目のケースは、この夏前に心筋梗塞で入院し、退院して間もない靴の小売商を営んでいる初老の男性が、また救急車で病院に運ばれたことに関しての相談であった。夏に退院する前に行った検査結果は思わしくなく、再発作を起こす可能性が高く、起こしたらまず助からないように思われた。

そこで、もし長生きしたいなら、リスクは高いが手術するのも一つの方法であると、病院の担当医より告げられていたが、心筋梗塞で倒れる直前、お店と自宅の建て替えをするために地主と最終的な話の詰めをしていた最中だったので、その話のケリをつけてから手術のことを考えたいので、とにかく一旦退院させてくれと担当医にせがんだ。当夜は、眠れないからといって、睡眠薬を一錠服用した直後に、急に息づかいが荒くなり、ハーハーし始め、自分から救急車を呼んでくれと家族に頼んだようだ。その一週間前、このところ主人が不眠に悩まされてイライラしており、何かというと奥さんに当たり散らすので困っているという内容の封書が奥さんから届いていた。

事情を知らない当直医と看護師さん達は、心筋梗塞の再発作に間違いないと思い込んだ。しかし、電話で聞いた様子ではどうも心筋梗塞の再発作ではないように思われた。心電図は、心筋梗塞にかかった直後のためその読みが難しい。過呼吸症候群に違いないと判断して、動脈血のガス分析という検査をしてもらったところ、案の定血液はアルカリ性に傾いていた。そこで呼気（自分の吐き出す息）を吸わせるように指示すると間もなく嘘のように症状はおさまってしまった。

われわれは息をすることによって体内へ酸素を取り入れ、二酸化炭素を排出している。過呼吸症候群とは、息をハーハーすることによって体内の二酸化炭素が体外へ出すぎてしまって、血液中の二酸化炭素の濃度が低下してしまうため、先程の例のように血液がアルカリ性になり、頭が少しボーッとしてきたり、手足がしびれたりする。自分の吐く息の中に多く含まれる二酸化炭素をもう一度吸わせるようにしてやれば、元に戻るわけである。それには紙袋かビニール袋を風船のようにふくらませて、ハーハーしている口元にあてて、できるだけ大きくゆっくり息をするようにさせて、袋の中に吐き出した自分の呼気を吸わせるようにすればよい。過呼吸症候群では、苦しい苦しいといって息をハーハーさせているところへ酸素吸入してもなおらない。

過呼吸症候群は過（剰）換気症候群とも呼ばれるが、若い女性に多く見られる。精神的なことが原因で、何の前触れもなく深い早い呼吸が始まる。失恋とか職場での人間関係などがストレスとなって起こる場合もあるが、本人も気がつかない漠然とした環境が何か悪さをしていることが多い。この靴屋さんはお店の改築をしようと地主さんと交渉していた矢先に心筋梗塞に倒れ、その上手術と言われ、この秋には娘さんの結婚式も控えていて、頭の中が考え事でパンクしそうになっていたのであろう。しかも、あとで聞くと数日前に二軒おいた家で火事があったということも追いうちをかけたらしい。

一度この発作を起こした人には、外出時にバッグの中に紙袋かビニール袋をしのばせておき、息がハーハーし始めたら、袋をふくらませて自分の口にあて、吐き出した息を吸い込みなおすように指導しておく。これは応急処置として覚えておくと役に立つ。もし、心臓も肺も悪くない人が突然息をハーハーし始めたら、過呼吸症候群を頭に思い浮かべて手近にある袋で呼気の再吸入をさせれば、それだけでも無駄な救急車の出動が節約できる。

この靴屋さんは、たまたま最近心筋梗塞で入院しているわけだが、本来過呼吸症候群は、何の身体的病気のない健康人に起こることの方が圧倒的に多い。何か嫌なことがあっても溜め息止まりにして、決して息を深く大きくハーハーしないようにしたいものだが、自分の意志とは無関係にこれが始まるのだから始末が悪い。まったくもって人の体は不思議なものだ。

コレステロールを恐れるな

ある日、私の外来診察室で八十歳のおばあさんから、次のように尋ねられた。

「先生、私のコレステロールはいくつですか。高くないですか。コレステロールが高いといけないんでしょう。どんな食事に注意すればいいんですか。エビとかカニを食べてはいけないんですってね。」私に答える時間をくれずに、一人で次から次へとしゃべりまくっている。実は、このような光景は私のようにくる日もくる日も心臓病の患者さんのお世話をしていると、毎日のようにみられることである。

ところで、「コレステロール」はそんなに恐いものなのだろうか。「コレステロール」という言葉自体から湧くイメージは、コレステロールはいけないとか、注意しなければならないとか、否定的な考えを思い浮かべる人の方が多い。少し身体のことを気にしている方は、最近ではＨＤＬコレステロールとか、あるいは善玉コレステロール、悪玉コレステロールなどという言葉をどこかから仕入れてきて、いろいろ聞かされることがある。

「コレステロール」が高いと動脈硬化になりやすいという間違った宣伝がゆきわたってしまっているが、われわれの血液の中にはコレステロール以外に中性脂肪、遊離脂肪酸、リン脂質といった油が、血液の中にある蛋白質とくっついて水に溶けやすい状態で存在している。これを「リポ蛋白」といい、その比重の高、低によりＨＤＬ、ＬＤＬ、ＶＬＤＬの三種に分類される。そして、このうちＶＬＤＬ、ＬＤＬが動脈硬化を進行させ、ＨＤＬは動脈硬化の予防になる。

ＶＬＤＬは中性脂肪をたくさん含み、ＬＤＬはコレステロールをたくさん含んでいる。アルコールや主食の米、小麦（パン）、メン類、果物などを摂りすぎると、血液の中に中性脂肪が増え、したがってＶＬＤＬというリポ蛋白が増えてくる。もちろん、これは今日このような食品をたくさん食べると、明日心筋梗塞などにかかりやすくなるというものではなく、長年にわたってそのような食生活を続けていると、動脈硬化が促進してそのような病気にかかる率が高くなるということである。だから、若い人で少し太り気味で糖尿病の傾向があったり、ドクターから中性脂肪が高めと言われた人は、それ以上に太らぬよう、食事の量を減らしたり、飲酒を控えたり、食事内容に気を配ることが必要である。

日本が明治維新後急速に西欧化に走り、第二次大戦後はアメリカ色が大変強くなったことは確かである。医学に関しても、戦前はドイツ医学、戦後はアメリカ医学に変わってきた。よく、医者がカルテをドイツ語で書くということを耳にされると思うが、最近の若いドクターは英語でカルテを（英語ではチャートと言うが）書く人が大部分になった。しかし、日本が西欧化して、病気の内容まで西欧化してきたなどと言っている人もいるが、平均的な日本人の日々の食事内容を見てみると、西洋人のそれとは質的にも量的にも全く異なっている。毎日のように西洋風の食事を量多く食べている人は日本人のごく一部と思われる。

大体昔から医者のいうことは、やれ酒を飲むな、タバコをやめろ、塩分を控えろ、太りすぎるな、といった非常に非人間的な生活を要求する、いわば制限に満ち満ちたことばかりである。酒とか、食べることは人間の楽しみの一つであり、それを奪うことができるのはあたかも医者の特権のように思われている。もちろん糖尿病があって食事療法をされている方や、肝硬変でアルコールを控えている方は別であるが、普通の方は何事もほどほどにしていれば問題はない。先に述べたリポ蛋白の問題でも、日本人のそれと欧米人のそれとは格段に違う。日本人と欧米人の人種的な差などを全く考慮せずに、アメリカやヨーロッパで出たデータをそのまま紹介するのはあまり感心したことではない。

話をはじめの八十歳のおばあさんに戻すと、とにかく八十歳まで長生きしたのだから、好きなように食べれば良いのである。「私のコレステロールはどの位ですか」という質問が、大して重要な問題ではないことがおわかり頂けたと思う。

「血圧」にひとこと

中年過ぎの人が何人か集まると必ずと言っていい位、血圧のことが話題にのぼるようだ。というのも、中年過ぎにはやれ肩が凝るとか、首すじがはるとか、めまいとか、手足がしびれるといった症状が出現し、何かの機会にお医者さんで血圧を測ってもらうと、大抵の場合「血圧が少し高めですね」などと言われた経験を持っている人が多いからだと思う。血圧が高いから肩が凝ったり、手足がしびれたりするのだという風に考えて、納得してしまっている人が多い。外来でも毎回のように何人かの患者さんが、いろいろな症状を並べたてたあげくに、「先生、今日は血圧が上がっているはずです」などと言って、ちょっとした身体の変調をすべて血圧に結びつけて考えてしまう光景にぶつかる。

血圧測定は内科のお医者さんに行けば必ずされることと思うが、よく血圧値を手帳に書き込んだり、あるいは先週より二㎜Hg上がったとか、下がったとか言って一喜一憂している人を見かける。しかし血圧を一日中測ってみると、精神的に比較的落ち着いた人でも最大血圧で平均三十㎜Hg位の上下変動が常にみられる。特に最近のデータによると、高血圧という診断で病院へ通っている人達を対象に一日中連続して血圧を測定した報告では、医療機関に患者が訪れた時だけそのストレスで高血圧を示す人が全体の四割を占めていたということである。一日中高血圧を示した例はたったの一割であった。あとは、昼間目覚めている時だけ血圧が高く、夜間、特に睡眠時に血圧が低下する例が三割、一日中上がったり下がったり一定しない変動性高血圧が二割の人にみられた。したがって、かなりの人が医者の前で血圧を測られる時だけ血圧が上がってしまうということがわかると思う。成人病検診や病院で血圧測定をするとどうしても緊張するために、そのストレスで最大血圧が上昇する。家庭で測れば低目に出るので、より正確な値が得られる場合が多いと言える。

ところで、高血圧それ自体では特別の場合を除いては、余程高くならない限り症状が出ないのが普通である。学問的に高血圧症を大別して本態性高血圧症と、二次性高血圧症とに分けるが、高血圧症の九割以上は前者で、通常遺伝関係が濃厚で、若い頃より少しずつ高くなる場合が多い。もし親兄弟に高血圧の人がいたり、脳卒中にかかった人がいる場合は、若いうちより血圧の自己管理をする必要がある。

しかし、医者の前では緊張のために血圧が上がる人が多いので、一回限りの血圧測定で高血圧か否かの診断をするのは間違いで、何回か測定してから診断をする。病院で測った血圧が高い人がすべて高血圧症であるとは限らないので、できれば自宅で血圧計を用いて測ってくれれば非常に参考になる。もっとも、先に述べたように血圧のわずかな動揺を心配するような人が、自宅で何回も測ると却って逆効果になるのでそのような人にはあまりすすめられない。

自分の真の血圧がどの程度かを正確につかむ努力をすることがまず必要で、その上で身体のコンディションが悪い時、例えば頭痛がする時や、めまいがしたり、手足がしびれたりした時に血圧を測ってみて、本当に高いか低いかを確かめてみるようにするのが一番良い方法だろう。どこかで高いといわれて一時的に降圧剤を服用するというのはあまり感心しない。もし、薬を服用する場合には、飲んだり飲まなかったりするのが一番いけないことで、一生継続する覚悟で服用することができない人は、むしろ飲まない方がよい場合すらある。高血圧の家族歴があって、確実に高血圧であることがはっきりしたら、はじめて医師の指導の下に降圧剤の服用を開始するようにしたいものである。

人間生きている限り、血圧は刻々と変化している。そしてまた生きている限り、頭痛がしたり、めまいがしたり、疲労感を感じたり、手足がしびれたりする。どうか、医者の前でたった一回測った血圧の値だけで、身体の変調を判断しないようにして頂きたい。

バイタルサイン

「天皇陛下の午後三時の御容体が只今宮内庁から発表になりました。それによりますと陛下の体温は三十七度、脈拍は一分間に八十六、血圧は上が一四六で下が六十八、呼吸数は一分間に十九で落ち着いた状態にあります。」という放送が昭和天皇が崩御された直前の数か月間に何度となく行われた。しかも時によるとこれがテレビのニュース速報として他の番組の途中で流されることもあったが、一体それほど価値があるものだろうか。恐らく視聴者の多くは最初どんな内容の放送があるのかと固唾をのんだことであっただろうが、正直言って肩すかしを食わされたような印象を持ったことであろう。それにもまして、この体温、脈拍、血圧、呼吸の四つの発表を一日何回か聞くために何千人もの報道関係者が宮内庁前にテントを張って陣取っていたその光景も異様であった。

実はこの体温、脈拍、血圧、呼吸の四つを合わせて専門的には「バイタルサイン」と呼んでいる。もし一度でも病院に入院したことがあればわかることだが、看護婦さんが毎日三回決まった時間にやってきて、検温といって体温を測り、また手の脈を触れて脈拍を数えていったことだろう。では血圧はどうかというと、通常入院時には測るが、その他は血圧の高低があまり重要でない病気の時は必ずしも毎日規則的には測定しない。呼吸数に至っては呼吸器系統の病気や手術後など呼吸の問題が重要な時は別として、日に何回も測ることはしない。

もしこの体温、脈拍、血圧、呼吸の四つを毎日何回も全部測られるようになったとしたら、それは重症のしるしと思ってよい。わかりやすくいうと危篤状態に近い場合が多い。というのはこのバイタルサインを無理に日本語に訳すと「生命徴候」、つまりわれわれが生きているしるしであり、生命にとって不可欠なしるしという意味である。これが全部測られるということは生命にとって大事な部分に異常が起こっているか、あるいはこれから異常が起こることが予想されるので、測定を開始したのである。例えば、救急車で意識不明の重症患者が病院へ運ばれてきた際、まずこのバイタルサインをチェックして、すぐに行う処置はないかという判断をとっさに下す時などに重要なのである。

病院で月に数回当直として泊まり込むと、夜間各病棟を回診する。その際、各病棟の夜勤看護師さんはその病棟における当夜の重症の患者さんや、あるいは重症の一歩手前にいるような患者さんの病状の報告を当直医へ行う。その際にまず報告されるのがこの体温、脈拍、血圧、呼吸の四つである。したがって、このバイタルサインの測定は通常は看護師さんの仕事となる。そしてその測定値は常にカルテの一番最初のページに色鉛筆で色分けしてグラフとして描かれている。

この四つの項目の測定は日本でも戦前から行われていたが、それらをまとめてバイタルサインと呼ぶようになったのは、戦後アメリカ医学が日本へはいってくるようになってからである。しかし実はこの四つだけでは患者さんの真の状態はよくわからないのであって、それは天皇陛下の病状のニュースを毎日聞かされて何かもどかしさを皆が感じていたことからもわかる。この他に患者さんの病名、意識の状態、体位、尿量、食欲、睡眠の状態、排泄の状態などが必要なのである。天皇陛下の場合であれば、貧血や黄疸の程度、吐下血の有無、脈拍の不整の有無、一日の点滴の量と内容などであろうか。

察するに大量の吐血を起こした際、国民に何かを発表せざるを得なくてこの体温、脈拍、血圧、呼吸のバイタルサインを伝えることの決定がどこかでなされたものと思うが、その後恐らく予想に反して長期戦に入ったために、聞いている側からすると毎回の発表が何となく滑稽になってしまった。今さらやめられなかったのかもしれないが、「陛下の御容体は微熱が続いている他には大きな変化はみられません」とだけにして、脈拍や血圧の値をいちいち言わないほうがずっとすっきりしていてよい。あるいは穿ってみれば、われわれ国民の注意を故意にバイタルサインのみに向けさせようとの意図があったのかもしれない。

6　検査に明け暮れる現代医療

患者監視用医療機器発達の功罪

知人や家族の方が病院へ入院されて、ＩＣＵとかＣＣＵなどという名前のついたいわゆる「集中治療室」へ収容されるのを経験された方も、最近は多いかと思う。その際にもっとも多く使われているのが心電図モニター（連続監視装置）といって、連続的に患者さんの心電図を記録し続け、それをテレビの画面のようなブラウン管上に写し出して、心臓の電気的活動を監視しようとするものである。この頃はちょっとした病気でもこのような心電図モニターを付けるようになってきているが、果たしてこれは本当に必要なものだろうか。大きな病院でも集中治療室ばかりでなく一般病棟にまでモニター用の器械が花盛りのようだ。これがないと時代遅れの病院と思っている向きもあるが、決してそうではない。

専門の循環器疾患領域で取り扱う心筋梗塞という病気にしてもそうである。日本人の急性心筋梗塞による死亡率はそれほど高くない。比較的軽症例が多いため、心筋梗塞症の患者さん全員に心電図モニターが必要かと問われれば、必ずしもそうではない。つまり、心筋梗塞症で入院されてきた患者さんに対して、心電図をモニターしておけば異常をいち早く発見できて、そのために手遅れにならず救命し得たという例は数える程しかないのである。

数年前、島根県の山奥にある病院の先生にお会いして話を聞く機会があった。その病院には全く近代的な医療設備がなく、文字通り聴診器一つで診療を行っているという状況のようであった。心筋梗塞症の患者さんが発生すると、心電図を四六時中監視することが不可能なので、通常使われる薬を使って様子を見ているより仕方がないとのことだった。ところが、その病院の心筋梗塞の治療成績と、近代的設備を誇る大都市の病院の治療成績とにあまり大きな差が認められない。

患者さんを監視するモニター用の器械が整備されれば、治療成績が向上すると思われるかもしれないが、必ずしもそうとは言えない。医療機器類が立派だと医療内容までが向上して患者さんのためになると思っている人が多いようだが、決してそうではない。医療を供給する側からすると、何か患者さんに良いことをしてあげているような、いわばデモンストレーション的意味はあるかもしれない。

このようなモニター機器類を毎日使っている医師や看護師さんに聞くと、器械の世話になって死にたくないと答える人が案外多いのに驚かされる。これはこのような医療器械を発達させてきたアメリカでもそうで、心あるアメリカ人の医療関係者に聞いた時もやはり冷たい医療機器に囲まれて病院で死ぬよりは、自宅で自然のままに死にたいと答えた人が多かったのを覚えている。

大手術の後などにも「集中治療室」へ数日間収容されて、いろいろなモニター用器械のお世話になることがある。手術がすんで麻酔から覚めると、患者さんは「集中治療室」に入れられていて、周囲にいろいろな器械類が並んでいるという、患者さんとしては手術前には考えてもいなかった状況に突然さらされることになる。そのために、頭が一時的に少しおかしくなる患者さんを時々見かける。「集中治療室症候群」などと呼んで、精神科の先生のお世話になるが、これなどは医療を与える側の勝手な都合で作り出された状況で、医療を受ける側の感情は完全に無視されているような気がする。昔のように手術後も普通の病室へ返されて、家族に囲まれながら観察を受ける方が精神衛生上好ましいのは当然のことだろう。

医療機器による監視が全く不要だとは決して思わないが、必要以上に使われることにより、二次的な問題が発生してきている。「集中治療室症候群」はその一例に過ぎない。モニターが盛んに使われるようになる背景には、これがないと時代遅れであると、医療従事者に感じさせるような医療機器の宣伝も一役買っているようだ。ここにもアメリカ医療を追従する日本の姿がみられて時々疑問に感ずるが、難しい器械を使って患者さんを監視しなければならない場合は、実際にはそれほど多くない。

専門分化の弊害

八十五歳になる知人が胃腸病の専門病院で胃の手術を受けたところ、手術後一時的に「心房細動」という不整脈を併発した。この病院は一流の外科医をそろえているが、内科医は一人もいない。当の外科医達はその時、心臓の不整脈が出て大変状態が悪く、命も危ないと家族に話したと聞いたが、これから察すると「心房細動」を前にしてオロオロしている外科医の姿が目に浮かぶ。

心臓病の専門家がいたら、この不整脈は簡単に治療できたと思われる。「心房細動」と呼ばれる不整脈はもっとも多く見られる不整脈の一つで、卒後教育でしっかりと一般内科の研修を受けてから外科医になっていればこんなことにはならない。大病院に勤務していればこういう時に内科医にすぐ相談することもできるだろうが、このような胃腸病だけを扱う専門病院で外科医として働くことになったら心細いことと思う。外科を志す人は医学部卒業後内科をあまり勉強しないうちに外科医になってしまう医師の卒後教育の仕組みがいけないのだろう。医者の理想の姿は、「内科のよくできる外科医」だと思う。

厚生省も国立がんセンターという病院を作ったが、ここの医者は「がん」に関しては世界的に一流でも他のことはよくわからないということが問題になっているし、また大阪の千里にできた国立循環器病センターでは心臓病の専門医しかいないため、心臓病で入院した患者さんが胆石や胃がんを併発するとお手上げということだ。これらの例のように国の専門医療機関の弊害も指摘され、国としても何とか総合的に診断、治療のできる施設を作ろうと計画が進められている。

また、現代は学問が専門分化しすぎたため、いろいろな臓器の病気に精通していることは不可能となり、当然の成り行きとしてある一分野に秀でた医者が多く出現している。しかし、人体は全臓器がつながって一つの個体として機能しているのであり、胃腸病や心臓病だけに精通した専門家になる前に一般内科をまずよく勉強する必要があることは言うまでもない。人口の高齢化により毎日七十歳代、八十歳代の患者さんをたくさん診ているが、大抵の方の病気が多臓器にまたがっている。

ところが日本の医者のでき方というものはこれに合っていない。医学部卒業と同時に専門を決めてしまう者が多く、広く浅くいろいろな分野の実地臨床を学ぶ機会が閉ざされている。内科医ですらそうなのだから、耳鼻科とか眼科などを選んだらごくありふれた病気である高血圧とか糖尿病などの患者さんを診ないままに、医者として一生を過ごすことになってしまう。

海の向こうアメリカでは医師の分業が極度に進んでしまったことへの反省が今なされている。アメリカへ学会で訪れた際に友人の麻酔科医から聞いたことだが、麻酔科医は手術が終了すると手術後の患者さんの状態が良かろうと悪かろうと、麻酔をかけるという自分の仕事は終わったのだからと言って帰宅してしまうとのことであり、自分でもこんなことで良いのだろうかと話していた。また、入院中の患者さんの精神的状態がちょっとでもおかしくなると日常茶飯事的に精神科医を呼ぶと言ったことも行われている。主治医がもう少し患者さんと話し合う時間を作ればすむ問題なのだが、忙しさを理由に病人を見ず、病気だけに目が向きがちである。このような状態は決して好ましくなく、幸いなことに日本ではまだそこまではひどくなっていないようだが、もう少し患者さんの立場に立って全人的にとらえていこうという、考えてみれば当然なされていなければならないことが今問題となっているそうだ。

専門分化と統合ということは学問の世界では絶えず繰り返されることのようだが、医学においても専門分化の弊害への反省から、総合的に診断治療のできる医師を育成しようという試みがいくつかの施設で始まっており、今後の成果に期待したい。

医学情報の独り歩き

現代は情報社会であるとよく言われる。情報があふれているというわけである。情報産業といったものがもてはやされ、われわれの個人情報の一部が知らぬ間にどこかのコンピュータに入力され、それが売買されているという。その是非はともかく、新聞、雑誌、テレビなどを見る限り、われわれは情報の洪水に押し流されんばかりである。

果たしてそうであろうか。新聞その他を見ていて気がつくことは、本当に必要な情報は提供されず、世論を煽りたてたり、読者に迎合する情報であることしばしばである。新聞でもテレビでも、大抵の場合はわれわれが知りたいと思っている核心の情報は伝わってこない。その意味で、情報洪水の中の無情報と言えるかもしれない。

実は医学に関する情報についても同じようなことが言えるのである。われわれは夥しい数にのぼる医学書、医学雑誌、医学記事の真っ只中で生活している。その上、一年中を通して殆ど休みなく何らかの学会が開催される程、学会の数が増えた。それに出席すると何度も同じことを聞かされる破目になる。関連領域の学会は年に一つか二つに厳選してくれて、それだけに出席すれば最新の情報が入手できるようにしてくれると助かる。危険なことは、本来あまり重要でない情報を何度も聞かされて、それを批判せずに受け入れていると、その情報に結果として振り回されることになることである。

医学では特に新しい検査法、治療法が出現すると、初めはどうもその良い面ばかりが強調されすぎる嫌いがある。使ってみて、試してみて非常に良かったという報告があっちこっちで出されると、それが何だかとても良いことのように思われてくる。新しい器械が開発されたり、新しい治療薬が登場した場合、そのマイナス面はあまり表面に出てこないことが多い。つまり、それを使ってみたりやってみたりしたが使い物にならなかったという情報が報告されることは少ない。本当に知りたい情報はなかなかわれわれのところまで届かず眠ってしまうのである。そのうちに情報が独りでに歩き出してしまうのか、検査法や治療法の内容がよく吟味されないままに、皆がやり出してしまうケースは非常に多い。こんなことでよいのかという疑問を感じつつもそれが当たり前の治療になってしまうことがあり、先の新聞記事によって世論らしきものが作り上げられる様に似ていて恐いと思うことがある。

一時的に流行して、四、五年たったら廃れてしまった検査法、治療法は枚挙にいとまがない。それが流行っている間は、それを行っている医師は数年たったら行われなくなるだろうということに案外気がついていない。氾濫する医学情報を目の前にすると、誰だって自分もやらないとおいてきぼりを食うような気になるのだろうか。もちろん若い人ほど流行に敏感であるから、その傾向が強い。しかし、これはあまり感心したことではない。中には大変危険なものもあるからである。人工受精の一部や心臓移植などはその一例かもしれない。

もちろん中には後の世になって、確立された治療法となったものはたくさんある。しかし、それとて現段階で最良と考えられている治療法であって、そのうち他の方法に取って変わられる運命にあるのかもしれない。忘れてはならないことは、その過程で多くの患者さんに犠牲を強いることである。

今現在、われわれの領域で行われている治療法のいくつかにも、そのプラス面が誇張されすぎたり、美点を謳った情報に押し流されて、なしくずし的に行われているものがある。誠に情報は魔物であるとつくづく思う。保守的と言われるかもしれないが、やはり最後は自分で考え、情報に惑わされないことが、われわれのような人命を預かる者にとっては肝要であると思う。

戦後教育はどうも情報を批判せずに受け入れる風潮を生み出したように思うが、われわれは常に情報の価値を選別する眼を養い、よく情報の内容を吟味して、情報を取捨選択するように心がける必要がある。と同時に、活字になって書かれたものは必ずしも正しいとは限らないことを知るべきである。本当に必要な情報は自分の力で作り出すより仕方がないと思うこと度々である。

スレ違い

医療に関するテレビ番組が増えている。それはドラマのテーマとして扱われる場合と、本物の医者が病気の解説を行う場合とがある。前者のドラマの中の医療を扱う場面では、通常医師の指導の下に行われるためか、かなり迫力のある場面が作り出されている。問題は後者の方で、医者側からは概して評判が悪い。センセーショナルに取り上げても、真面目に取り上げてもなかなかうまくいかない。

ある時、「不整脈は手術で治る」という番組が放映された。一口に不整脈といってもその種類は多く、単に脈が飛んでぬけるようなものから、急に脈が通常の倍以上に早くなったり、あるいは脈が全く不規則にバラバラになるものまで様々である。突然脈が通常の倍以上に早くなって、手首のところで脈を触れても数え切れないほど早くなるものの中に、発作性上室性頻拍症と呼ばれるものがある。

心臓の一番上の方には心臓を動かす元となる発電所があって、ここで毎分六十〜八十回の自然放電が起こり、この電気は一定の決まった送電線にのって心臓全体に伝えられる仕組みになっている。発作性上室性頻拍症を起こす例の一部に、生まれつきこれとは別の副伝導路と呼ばれる、いわば余分の送電線を持っているものがある。この副伝導路を見つけ出してメスで切断してしまえば、頻拍発作をとめられることは古くから知られている。

番組の中ではこの手術の成功例が伝えられた。この番組を見た知人のある中年女性は、年に二、三回発作があっただけなのに、早速その番組に登場した先生のところを訪れて手術を受けた。もう発作は二度と起こらないと言われて退院し、東京へ戻って一か月とたたないうちに、再び頻拍発作に襲われて私のところへやってきた。手術をされた先生とは連絡を取り合って治療を進めたが、この方の場合は結局副伝導路という電気の通り道が余分に二本あり、そのうちの一方だけを手術で切断したが、もう一本が残ってしまったのである。

「不整脈の一部には手術でうまく治せるものもある」というのが正しいタイトルなのだろうが、これではテレビ番組にならない。しかし「不整脈は手術で治せる」としてしまうと、大変な誤解を招く恐れがあるし、それを行っている先生の宣伝効果だけが前面に出てしまう。こういう場合の番組制作者の罪は大きいように思う。

テレビ番組の視聴者の大部分はもちろん医学に関しては全くの素人である。どうすればその病気にかからなくてすむのかとか、どのような症状が出たらその病気にかかっている可能性があると考えるのか、ということを知りたがっている。この頃は、頭痛がしたりめまいがするだけで病院を受診し、やれクモ膜下出血とか脳梗塞かもしれないから脳のＣＴ（コンピュータを用いたＸ線断層撮影）検査をやってくれという患者さんが増えた。やる必要はないと告げても、この間自分はテレビで見たと言ってなかなか引き下がらない。

これはつまり番組を担当される多くの先生方が、われわれが他の医者相手や看護師さん達に話すやり方で、病気の解説を行うからいけないのである。視聴者が医学に関して全くの素人であることを忘れてしまって、専門家相手の講義をするから問題なのである。医学のバックグラウンドのない視聴者を混乱させているだけである。

「がんはここまで治せる」とか、「納豆は心臓によい」とか、「肩こりは心筋梗塞の前兆」などと講師の先生が一言言われた翌日の外来は大抵質問攻めにあう。テレビ局の姿勢も問題である。センセーショナルに取り上げて、例の視聴率を上げようと企んでいる節がある。心臓病のごく一部の人に使われている特殊な治療薬の中に、納豆を食べるとその作用が弱まるものがあり、納豆は心臓によいと報道されたために、この薬を服用している患者さんの一部が大変動揺した。

要するに、講師の先生を含めた番組制作者側の意図と、受け取る視聴者側の思惑の完全なスレ違いである。視聴者は医学関係者ではない全くの素人なのだから、報道された情報に関して選択の余地が全くないことを忘れずに、報道関係者は番組の構成を考えていくべきである。情報を正しく伝えることがいかに難しいかがわかる。

検査に明け暮れる現代医療

知り合いのドクターの一人が肺がんの手術のために某大学病院へ入院した。その際、何が一番辛かったかという話を後で聞いた。とにかく検査が多いのに閉口したそうだ。特に手術前は、入院の翌日よりほとんど毎日のように大きな検査の連続で、検査のために毎朝食事を抜くということが一週間も続くことがあったと嘆いておられた。一生懸命やっている担当のドクターに文句は言えず、困ってしまったという。

その昔、医師は患者さんの話をよく聞いた上で、患者さんの身体をよく視て（視診）、触り（触診）、叩き（打診）、聴く（聴診）などすることにより診察し、診断に対する大体の方向づけを行った後、簡単な検査を行うことにより診断、治療を行っていた。内科医は身体内部に起こった病気を直接眼で見ることができないため、間接的証拠を基に、過去の経験に照らし合わせて診療を行っていた。もちろんこの方法で行われた病気の診断、治療結果が正しかったかどうかはわからない。診断が本当に正しいかどうかを唯一確認できるのは、患者さんが手術に回ったり、死亡して解剖することが許される時くらいなものである。例えばよく見られる急性虫垂炎（俗にいう盲腸）だって、開腹してみたらそうでなかったという例は多い。

ところが今はどうだろう。病棟の看護師さんが毎日嘆いているように、患者さんを検査室へ送り出すのに明け暮れている。つまり、大きな検査が増えてそれに立ち会う機会が増えている。検査を行うのは医師である。検査をこなすためには、どうしても患者さんのそばにいて話を聞く時間が短くなってしまう。検査のために医師も看護師もそれだけ時間を多く取られるから、病室で患者さんと雑談する時間が減ってしまうわけだ。

しかし、患者さんは医師や看護師が病室を訪れてくれて、いろいろと世間話するのを待ち望んでいる。患者側からすると、難しい検査で正確な診断がつくことより、医者との毎日の会話の方を望んでいる。特に高齢者がそうである。患者さんに聞くと、医師や看護師が毎日忙しそうにしているから、つい余計なことを言ってはすまないという気持ちになるという。

岡崎に国立生理学機構という基礎的な学問の研究を行う機関があり、ここで毎年基礎研究者と臨床医とが集まって開くシンポジウムに参加した時に感じたが、基礎研究はわれわれ医師の手の届かないところまで進みすぎてしまったようである。臨床とのギャップが開きすぎてしまって、どこかで両者を結びつける努力が必要であることを痛感した。つまり、現代医学が進歩すればするほど、そしてその進歩はわれわれのコントロール外のことが多いのだが、結果として患者さんの側はあまり満足していない。患者さんに我慢を強いる医療になってしまっているからで、結局「人」が相手であることが忘れられているからだと思う。

よく、最近の医者は病気にばかり目が向いて、病人に目が向かないと言われる。その理由の一つは、医学がわれわれの知らない間にどんどん進歩し、検査技術が発達してそれに時間を取られるようになってしまったことがあげられる。確かに以前に比べてより正確な診断治療が可能になり、医師の側からすると大変良いことをしていると思いがちであるが、患者さんの側は満足していないことが多い。両者の歯車がかみ合っていないのである。

医師はなかなか患者さんの真の言葉に接することができないが、とにかく患者さんは毎日医師が病室へ顔を出してくれることを一日千秋の思いで待っている。患者さんは検査よりも医者を待っているのである。

医療における生産性

経済最優先の政策を取り続けてきたわが国では、経済効率第一主義を反省し、生産性の向上よりも働く者のゆとりに目を向けようという気運が芽生えつつある。一例として、ある自動車会社の工場で、十年前は一日に五百台の新車を製造していたとしよう。これが機械化とロボットの導入により今や一日に千台の新車の生産体制ができあがったとすると、この十年間に生産性は二倍に伸びたといえる。もちろん自動車会社は設備投資をしており、元手がかかっている。営業マンも一生懸命にその車を売りさばいたことであろう。そしてこの狭い国土に排気ガスなどによる新たな環境問題が生じていることは周知の通りである。しかし、これからは自動車工場で働く工員の労働時間の短縮、休日の増加に力を入れようという動きが出てきたのである。

一方で、どうやっても生産性をあげられない仕事もある。例えば理容店や美容院の場合を考えてみよう。店員一人が客一人にかけられる時間は三十分から一時間であり、一日八時間労働ではどうやっても一人の店員が一日にこなせる客の人数は十五人前後であろう。散髪や美容のように初めから終わりまで人の手によらねばならず、機械化が不可能な領域では、生産性をあげるためには休日でも返上して労働時間を増やすか、店員の数を増やすしかない。もっとも現在需給のバランスが取れていて、今後それ程人口が増加しなければ、客の数はそれ程増えないはずだから生産性をあげる必要はないといってしまえばそれまでである。

同じ客商売である医者の場合はどうであろうか。外来診療を例に取って考えてみよう。病院や医院の外来では、普通初めて外来を訪れる初診の患者さんと、再診の患者さんとがいる。マスコミが作り出した三時間待ちの三分診療などという言葉があるが、これに従えば一人三分なら一時間に二十人診れる計算になる。しかし、実際には一人で外来をする限りそんなことは不可能である。再診だけなら一時間にせいぜい十人前後である。仮に一日朝から晩まで八時間外来をするとして、日に八十〜九十人が限度である。中に数名は初診の患者さんが含まれ、それに普通一人当たり十五〜三十分取られる。夜の七、八時まで外来をやっている大学病院の高名な先生もいると聞くが、これは例外である。もし、これ以上の人数を一人の医者だけでこなしているとすれば、診ているというよりは見ているだけであろう。いつか外来の患者さんの一人が、「よくこんなにたくさんの患者さんをきちんと診られますね」と、皮肉まじりで言っていたことを思いだすが、そう思われる方が自然である。先輩の医者の一人が、あれは神社でお祓いを受けるのに似ていると言われたのには思わず苦笑してしまった。

わが国では近年の急速な人口の高齢化に伴って、高齢の方が毎日のように病院の外来へ押し寄せるようになった。そして延命のための医術の進歩により、医者一人当たりの扱う患者数が増加している。病院を受診することが生への支えとなっている高齢者は多い。月に一遍、医者の発する「変わりないですよ」というその一言をもらいたくて、待合室でじっと順番を待っている。われわれに助けを求めているのである。入院となると、その高齢患者を一人病室へ置いたまま帰ってしまう家族の方が増えたことからも想像がつく。慢性疾患の患者さんの場合、一度受診されれば命果てるまでお世話しなければならないことが多い。現在患者さんを一か月に一度診察している病院が多いことと思われるが、増え続ける患者さんを良心的にみてあげるには、この間隔をもっとあける以外に対処しようがない。とにかく、床屋さんと同じで、医者の仕事も生産性をあげられないのである。

医療の場で生産性などということを論じるのはおかしいかもしれないが、増え続ける患者さんを前にして、今後一人の医者が一日に良心的に診ることができる患者さんの数はどの位であるかという計算がなされてもよい時期にきたのではないだろうか。今の病院はあまりにも野戦病院的になりすぎている嫌いがある。

ハイテク技術の進歩

湾岸戦争にしろアフガニスタンに対する戦争にしろ、どちらも交戦、というよりもかなり一方的な戦闘であった。これらの戦争に対して実に多くの人々が様々な論評を加えていたことからも、その受け止めかたが千差万別であったことが窺い知れる。大量の人々が一度に死んでいく暗いニュースを聞かされる度に、人は何と不条理な存在なんだろうと思う。多くの力を結集して一人の重病人の命に立ち向かっている医療の現場からすれば、一方でこのように一度に大量の人命が不必要に失われていくことは、まさに人の愚かさそのものを見せつけられている気がしてならない。

イラクのフセイン大統領についてもいろいろ言われているようだが、一つだけ誰の目にもはっきりしていることは、独裁政治の弊害として側近にイエスマンばかりが集まっているため、彼のもとへ正しい情報が伝えられなくなるばかりか、反対意見がことごとく抹殺されて判断を誤ることがあげられる。医者も気をつけないと、一国一城の主になってしまうとつい自分の治療法に酔ってしまって独善的になり、暴走してしまうことがある。やはり病気を治してあげるという考えを捨てて、病気が自然に治っていく過程をサポートしてあげるくらいの気持ちでいることと、同僚その他の医者仲間の自分とは異なった意見にも耳を傾けることができるだけの謙虚さと気持ちのゆとりが必要である。

米軍のいわゆるハイテク技術を駆使した、目標物をピンポイントする爆撃の様子が伝えられて、その技術の高さに脱帽すると同時に、空恐ろしい感じを受けた人もいることだろう。まるでテレビゲームでもやっているかのようだと形容された通りである。停戦のニュースと前後して高価な医療機器の導入をめぐる汚職事件が明るみに出たが、問題となった磁気共鳴断層撮影装置（ＭＲＩ）とは、人体を磁場発生装置の中に入れて行う最近の画像診断法の一つで、現在普及しているＣＴという方法より画質がより鮮明で、脳とか脊髄などの描出には確かに優れている。つまり、それだけ病変の位置をはっきりさせられるので、外科医が手術する際などには大変役立つわけである。これが湾岸戦争の時の空爆のピンポイントと同じく、病気の位置をピンポイントで特定できるのがＭＲＩだと思う。そんなに発達する必要が一体あるのだろうかという疑問が湧いてくる。湾岸戦争の空爆が、さながらテレビゲームでもやっているかのような錯覚を起こさせたように、医療におけるＭＲＩがもたらす人体内部のあまりにも綺麗すぎる画像は、それが心を持った人から発せられていることを忘れさせてしまう無気味さを抱かせる。

こんなことを言い出した一つの理由は、今国をあげて高度医療、高度医療と躍起になっていることに一種の疑問を感ずるからである。高度医療の中身をよく考えてみると、ＭＲＩのような高額医療機器を用いた医療、もっと平たく言えば高額医療のことに過ぎない。高価な医療機械を使った医療がすなわち内容の高度な医療ではあるまい。どうも最近批判され始めているわが国の経済優先政策、効率第一主義の延長線上に高度医療が位置しているように思えてならない。高額医療機器を導入した大病院は、もちろんできるだけたくさんの患者さんに対してその器械を使用するだろうし、そこに器械があれば患者さんの体の中をつい覗きたくなるだろう。大体よく考えてみると、医療の内容を低度とか、高度とか等級づけるのはおかしい。それほど高価な器械を使わずとも、患者さんに高度の安心感、高度の満足感を与えることができれば、それこそ真の高度医療ではなかろうか。ＭＲＩよりも医者の手、言葉の方がはるかに高度である。

サダム・フセインという一人の男を打ちのめすために行ったピンポイント爆撃は、それほど正確に標的を爆撃できるという技術の一種の誇示のようにも思えた。ＭＲＩによる病変部のピンポイント描出も、ここまで画像診断は進歩したんだという医療者の思い上がりでなければよいが、所詮画像は影絵みたいなものである。毎日画像ばかり見て病気の診断を行っていると、その後ろに人がいることをつい忘れてしまうのかもしれないと思ってみたりもした。

アメリカ医学の挫折

明治政府は近代化の旗印の下に若い人を英・仏・独などへ留学させ西欧の文物を輸入することにより、法律や教育制度を模倣した。医学に関しても同様で、戦前はドイツ医学一辺倒であったが、戦後はそれがアメリカに変わり、アメリカ医学が日本へどっと流れ込んできた。われわれの師にあたる先生方が、若い頃アメリカの医学論文をむさぼり読んで勉強したという話をよく聞かされる。

今でも毎年のように若き医学徒が留学と称して日本からアメリカへ出かけている。アメリカという国は、短期間滞在するだけでは大したことがないように見えるが、少し長くいてよく見ていると太刀打ちできないなあと思えてくる。実にアメリカという国は偉大であり、かつまた不思議な国でもある。

アメリカ医学といっても、それは西洋医学の一つであり、ドイツ医学を含むヨーロッパ医学と根本的な考え方は共通している。ただアメリカ医学には常に新しい物を追い求める開拓者精神が備わっているところが異なる。西洋医学というのは物事を論理的に、なるべく科学的に処理しようとする。ところが人間という生物体を対象にする医学は、必ずしも科学では理解しにくい面を有しているから問題なのである。

考えてみると「病気」という日本語はよくできている。「気」という精神を表す字が下についているからである。病気になると人間は精神的に落ち込む。考えてみよう。身体の一部にどこか具合が悪いところがあると、人はそれを誰かに話したくなるものであり、これはつまり助けを求めているのである。口内炎のようなものができているだけでも何となく落ち着かない。

だから、もし内臓が侵されたとなるともっと落ち着かなくなる。精神的にそれだけで参ってしまう。救いの手が欲しくなるのである。西洋医学では、ここで「神」が登場するのであるが、日本ではそれがないので、医者にそれを求めることになる。つまり、日本の医者は科学者であると同時に牧師でもなければ、つとまらない。そしてこれは昔はよく機能していた。ところが、第二次大戦後日本がアメリカ医学一辺倒になり、何もかもアメリカの後追いを始めた頃から、その辺が少々混乱してきた。

アメリカ医学は最近反省期に入ったと言われる。この間、アメリカからある医学者が来日し、臨床の場における意志決定についての講演を行った。病気にばかり目を向けないで、患者さんの社会的背景、家族の中での役割、経済的側面などを考慮した上で、例えば手術をするかどうかなどの治療方針の決定を行うべきであるとの内容であった。心ある多くの日本の医者は、昔からすでにこんなことはやっていた。このアメリカのドクターの話を真剣になって聞いて感心している日本の若いドクターがたくさんいたことを、友人から聞いた。こんな話を真面目にする方もする方だが、聞く方も聞く方である。

何故そんなにまでしてアメリカの後ばかり追いかけるのだろうか。この日本に伝統的な良いものがたくさんあるのにである。医学における日米関係は先人達がアメリカの医学論文をむさぼり読んだことに始まって、今ではアメリカの医学雑誌にほとんど毎号日本人の書いた論文が載りすぎるところまできた。貿易摩擦と同じく、そのうち日本人の書いた英文の論文が多くなりすぎたら、将来きっと何らかの締め付けをしてくるに違いない。

話題の心臓移植だって、医学を科学的に追いつめていった結果の終着駅のような気もする。見方を変えれば西洋医学の行き詰まりとも考えられる。わが国で心臓移植がなかなか進まないのは、やはり科学では割り切れない何か漠然としたものをそこに感じ取る東洋的な考え方が入り込んでくるからだろう。他人の臓器までもらって生きる必要があるのだろうかという素朴な疑問が、現在のところは歯止めになっている。

7　病院の設計とサービス

患者は神様

企業が新入社員を迎える時期がやってきた。多くの会社は新人に対して研修期間を設けて新人教育を行っている。営業部門やサービス産業の場合には、接客マナーなどもびっしり教え込まれる。その一番良い例は飛行機会社であるのか、日本航空のスチュワーデスやパーサーに接客態度を学ばせるやり方は評判がよく、ビデオが作られていて各企業から引っ張りだこであるという話を聞いた。

ところで、春は病院にも看護師を含めた各職種ごとに新人がたくさん入ってくる。全体のオリエンテーションは簡単に行われても、あとは配属された部署で個別に先輩から指導を受けるのが普通である。しかし、これは主に技術的な面でのことであって、接客マナーなどについては殆ど教育が行われない。これは大変片手落ちなことであると常日頃感じているのであるが、病院も先の日本航空のビデオを大いに活用すべきと思う。

病院というところはもちろん普通の会社組織とはやや異なっており、大変多くの職種から成り立つ組織体である。外来診療の場合受付を経て、看護師や医師を介して診察を受け、その後レントゲンや血液などの検査に回され、会計をすませ、薬局で薬をもらうというのがごく一般的な通り道であるが、このうちのどこか一か所で冷たくあしらわれただけで、患者さんのその病院に対する評価は大変悪くなることが予想される。

「お客様は神様」というのはセールスマン教育でよく言われることであるが、客の言ったことに絶対に逆らわず、客に好印象を持たれるようにと日頃から言葉遣いや動作などに気を配る商店は多い。病院においても、最近患者さんの権利意識が高まってきているので「患者さんは神様」というくらいの心構えでいないと痛い目にあうことがある。

今後は病院同士の競争が激しくなることが予想されているが、そうなるといろいろな面で職員の応待ぶりを丁寧に感じよくしていかないといけないのではないか。まず、電話交換手の言葉遣いや話し方が大変重要である。また、デパートに売り場の案内係やエレベーター嬢などがいるように、病院にもこれらの係が必要だろう。何といってもこれからは高齢者が増えるのであるから、病院の中で高齢者を右往左往させるようであってはいけない。また、お客様が病気をもった病人であるという特殊性を考慮して、細かい配慮がいろいろなところに必要である。

病院のエレベーターに、ストレッチャーにのせられた患者さんと、入院患者の見舞客である健康人と、手術衣を着込んだ医者などが同乗している光景をよく見かけるが、本来これらは分けるべきである。

また、医者や看護師はもっと患者さんに対する言葉遣いや接し方に工夫があるべきで、傍で見ていてハラハラすることも多い。患者さんは病気を背負っているということだけでも大変な精神的、肉体的苦痛を味わっているのであり、通り一遍の暖かい思いやりなどということだけですまされるものではないはずである。ここでも一般企業向けの日本航空のビデオは利用されてよいが、病院における患者さんの接遇の仕方についても体系化されたものがそろそろ登場してよいと思う。

最近は区役所などの窓口担当者の言葉遣いや態度が改善されて評判がよいが、病院についても職員の応接ぶりがとても感じがよくて、それだけで半分病気が治ったような錯覚を患者さんが感じとれるような病院がいくつもできて欲しいと願う。コンピュータなどを駆使して外来での待ち時間を短縮することも結構だが、病めるお客様に対するちょっとした心づかいはそれ以上にもっと大切なことと思われる。

面会時間

病院へ入院すると、多くの病院では面会時間なるものが決められていて、それ以外の時間帯に面会を希望しても、断られてしまうことが多い。特に救急センターなどではそうである。

それまで全く元気であった知人が、旅先で突然の心臓発作に襲われ、近くの救急センターへかつぎこまれた。急の知らせを聞いた奥さんが駆けつけたところ、その病院の救急センターでは面会時間が一日一回午後三時から三時半までの三十分間と決められていたために、それ以外の時間は夫のそばに付き添ってあげられなかった。知人は四日目の朝、救急センターのベッドの上で亡くなった。まことにあっけない最期であった。知人の奥さんは突然の心臓発作に見舞われた御主人のことを、毎日たったの三十分ずつ、計三回面会しただけで終わってしまった。奥さんの心の中は何ともやりきれない気持ちでいっぱいである。たったの数日間で死ぬとわかっていれば、入院してから死ぬまでずっと夫のそばにいてあげたかったのは当然であろう。

この頃各地に救急センターなるものが開設されるようになった。誰も自分が明日にも事故や発作で救急センターへ運ばれようと考えて生きてはいないだろうが、もしどこかで倒れたら、この知人のように家族とは隔離されてしまう可能性の高い救急センターへ収容されてしまうかもしれない。実は最近この救急センターにおける患者さんとその家族との面会時間の制限の是非が問題として浮かび上がっている。面会時間に何故制限が設けられているのだろうか。

第一に、もし面会が自由になって次から次へと面会人が訪れたら、病人の心身の安静が保てない。しかし配偶者や子供が病人のそばにいることには何の問題もないだろう。

第二に、救急センターでは救急患者以外にも手術をした患者さんを手術後一時的に収容するように運営しているところが多く、その場合は外来者が普通の服装と靴のまま始終出入りしたら、弱っている患者さんに菌をうつしかねないということが考えられる。しかしこれは救急センターの構造を変えればすむ問題である。

さらに、仮に家族が二十四時間付き添うことになったとしたら、その家族が一緒に泊れるスペースがない。また二十四時間ぶっ通しで看病したら家族が疲れ果ててしまうだろうという声も聞こえる、これは家族が交代で看病すればよい。

また、病室に家族が四六時中いたら、患者さんに対するいろいろな処置がやりにくいという看護師さんの声もある。しかし、最近のアメリカなどでは心筋梗塞などで入院した場合、家族の目の前で検査や処置を行うようになってきている。

大体において多くの救急センターの設計が良くない。もっとも多いタイプは大きな部屋をただカーテン一枚で仕切ってあるだけで、そこへ横並びに何人かの患者さんが寝かされているものである。この方が医療者側にとっては目が届くし、処置がしやすいのだろう。このような構造の救急センターに家族から隔離されて長期間滞在しているうちに、時に言動がおかしくなる患者さんもいるくらいである。各地で救急センターが雨後の竹の子のように増えているが、多くは現在あるものを真似して作るから、内部の構造は五十歩百歩である。

救急センターに勤務する医師や看護師に聞くと、自分達はこんなところで治療を受けたくないという答が案外多く返ってくる。急に重篤な病に倒れた時、救急センターの方が医学的にみて高度な医療ができるのは当然であるが、家族との面会のこと一つとっても、病人の気持ちに対する配慮は真に不十分と言わざるを得ない。

昔は病気になってもかかりつけのお医者さんが毎日往診してくれたから、家族が二十四時間看病することができた。それが今殆どの人が病院で治療を受けるようになった。どうも医療者側の都合で家族の面会を必要以上に制限してしまって、かえって患者さんが不安になり病状が悪化する場合も見受けられる。救急センターも含めて、これから病院を作る際には、家族との面会という点も十分に配慮して設計がなされればと思う。

病院の設計とサービス

病院をホテルと比較することはいろいろな理由からできないが、病院という建物は必ずしも快適に生活できるようには造られていない。病人といういわば弱者が利用するということを前提には設計されていないからである。患者さんから時々病院の不便さについて聞かされるが、病院のサービスを外来と入院業務とに分けて、いくつか考えてみよう。

まず病院の玄関ともいうべき入口であるが、病人が入るようにはできていない。例えば車椅子で来たらどうだろう。車で来院するだろうが、車を横付けして車椅子のまま病院へ入れるように入口ができていない。病院には車椅子に乗った人ばかりでなく、目の不自由な人なども来る。エレベーターのボタンの位置を低くしたり、病院のいろいろな表示を柱などに点字で示している病院もあるというが、多くはそうではない。

また、救急患者を一般外来患者の入口と同じ場所から搬入するのは少し無神経すぎる。自分がもし救急車で病院へ運ばれ、担架にのせられて混雑する外来患者さんの人込みの中を運ばれていくとしたらどうだろう。病院としてはスペースが取れないから仕方がないのかもしれないが、本来救急患者の受付は、病院の裏の方に別の入口を設けるのが当然である。

次に多くの病院で外来の患者さんが診察の順番を取るために朝早くから列を作って並んでいる。規模は小さいが、町の医院でも時折同じような光景を見かける。もっともこれはいかに流行っているかを他人に見せる格好の材料であり、いわば患者集めの一つの手段であるとも言われる。しかし、よく考えると病人を長時間並ばせておくのはおかしい。もし長時間列を作って順番を待つだけの体力がある人なら病人とは言えないだろうから、もともと病院へ来る必要がないと言った人もいる。

日本の医療は文字通り「三時間待って三分診療」と言われるように、とにかく医者一人の扱う患者数が多すぎる。これは医者の方で望んでこうなっているのではない。医療費が極端に安すぎるので、たくさんの診なくてもよい患者さんを診ないと生活が成り立たないのは事実である。病人とは言えない患者さんがたくさん病院を訪れるが、患者の側から見るとわずかな身体の異常をいつでもどこでも自由に見てもらえるという利点がある。病気の早期発見につながるわけで、日本の医療制度の一つの良い側面でもある。

病院の外来に予約制を導入しているところもあるが、とにかく患者さんのことを考えてできるだけ待ち時間を少なくすべきであろう。

日本には病院建築の専門家がいないとよく言われる。現在改築中の某病院ではアメリカから専門の病院建築家を呼んで設計をした。建築物というのは値切って建てるのが常識化しているのだそうだが、病院を建てる時に値切ると、一番大事な空調関係の設備で手抜きが行われると聞いた。清潔を好む手術室などは空調が非常に重要なはずである。

冷暖房設備も部屋ごとにサーモスタットを取り付けるくらいのキメ細かさがあってよい。冷房が嫌いなお年寄りはいくらでもいるし、効きすぎた暖房の中で、半袖姿で働く看護師さんを見るのは少々不快である。

病院食の夕食が職員の勤務の都合上、午後四時半頃出されるという話はいろいろなところに書かれているから省略する。

給食時間も問題だが、内容も昔からカロリー計算に重点が置かれすぎている。検査のためにだけ入院する健康体の人には、食堂で好きな物を食べさせてあげるくらいの配慮があって当然だろう。ある病院の小児病棟をのぞいたら、おかずが大人のものと全く同じで、量だけ少なめにしてあった。殆どの子供が全部摂取せず、そのために一週間も入院していると子供はげっそりしてくる。子供の嗜好など全く考慮しないで献立がつくられているのである。

これらはすべて病院業務がサービス業の一つであることが忘れられていることの例である。言葉は悪いが「患者軽視」と言われても仕方がない。患者さんをお客様と考え、しかもその患者さんは病人であり、弱者であることを念頭に置いて病院設計はなされるべきであり、少しでも入院生活が快適となるよう、できる限りサービスの改善に努めてほしい。日本にも早く病院専門の建築家が現れることを願ってやまない。

病院のコンピュータ化

アメリカ北部、五大湖の近くに位置するミネソタ州にロチェスターという小さな田舎町がある。この町はコンピュータで有名なＩＢＭの本社と、メイヨー・クリニックという有名な病院以外にめぼしいものはない。そのメイヨー・クリニックは、しばしばいろいろな意味で模範的な病院として引き合いに出される。ここは全米各地から多数の患者さんが訪れるので、病院の近くにはそのような患者さんのための宿泊施設がいくつか目につく。

さて、そこの心臓病棟へ一日体験勤務をさせてもらった。病棟のナース・ステーションの中央にコンピュータの端末が陣取っていた。キーボードを押せば入院している患者さんに関する検査データなどあらゆる情報が直ちに画面に映し出される。それればかりか、例えばある薬の名前を入力すると、その薬の使用法、効果、副作用などの情報がたちどころに入手できるばかりか、病気の診断、治療法までも出てくるようにする計画があると聞いた。このようなコンピュータ・システムを動かすための裏方さん達の努力には恐れ入った。

　病院ご自慢の地下室では、行き交うベルトコンベアーの上を書類や血液などがひっきりなしに行き来している。患者さんが入院すると、担当医は必要な検査を指示するが、この地下の一室には刻々と病院全体から各種の検査の注文が集まってくる。それをコンピュータに入力すると、ある患者さんにとってもっとも迅速かつ都合のよい検査スケジュールが組まれ、それらの検査に関する注意事項を書いたメモと一緒に、患者さんごとの検査の日程表が各病棟へ送られる仕組みになっていた。そして検査結果はもちろん、結果が出次第直ちにコンピュータに入力される。

　この病院の自慢はさらに続く。ある患者さんが入院すると、その患者さんの過去の入院カルテやレントゲン写真などのあらゆるデータを三十分以内に揃えて、病棟へ届ける仕組みである。地下の巨大倉庫にカルテなどの資料が一切整理保存されていて、コンピュータがたちどころにその中から必要な資料を捜し出すというわけだ。いかに病歴管理に力を入れているかがひしひしと聞いている者の胸に伝わってくる。特殊な病気で患者さんが入院してきた時、今までに同じ病気で入院した他の患者さんのカルテを、全部即座に揃えるという芸当もやってのける。

　これらはすべてコンピュータのなせる技であるが、ロチェスターという町にはＩＢＭの本社があることを思い出してほしい。システムの運営にお金がかかることは容易に想像のつくところであるが、この病歴管理に携わる職員の数が百五十人近くもいると聞いて、声が出なかった。病院の性質上、二十四時間体制で稼働させなければならないからこのくらいの数は当然なのかもしれない。まさにコンピュータの威力もすさまじいが、それに見合う人力もまた大変であるということだろうか。

ここまでの話は海の向こうの特に進んだ一病院のことだが、遅ればせながら日本でもコンピュータが医療分野に進出し始めた。日本の特殊事情でもある保険の支払い明細書（俗にいうレセプト）などの事務計算にまず登場した。外来患者さんのカルテを捜し出すのに使っているところもあるが、コストが高くつくのと、万が一故障した時のバックアップ体制が問題であろう。検査結果をコンピュータに記憶させておいて、データをいつでも引き出せるようにしておくのもよいが、数値では表すことのできないレントゲン写真などの情報をどうするかは頭が痛い。

銀行にオンラインシステムが導入されて確かに便利になったことは間違いないが、その分窓口嬢の応対が無愛想になったとの指摘がある。何かが機械化されて生活が便利になると、その陰で大事な何かを失うことはよくある。医療の現場で事務的なことの処理にコンピュータを導入することに異論はないだろう。しかし、あまり便利にしようと考えてコンピュータを使いすぎると、思わぬ落とし穴が待ち構えているかもしれない。医療の原点はあくまでも人と人との接触である。これを忘れて病院内部をコンピュータ化しすぎたら、患者さんはますます疎外されていってしまうのではないのだろうか。

看護師制度の遅れ？

知人がアメリカ滞在中、急に具合が悪くなり、中規模の私立の病院へ入院した時の話を聞かされた。言葉の不自由さがあったにもかかわらず、日本の病院へ入院した時よりもはるかに快適だったそうだ。何よりも看護師さんたちが時間をたっぷりかけていろいろなことを説明してくれるのに痛く感激してしまったらしい。日本では看護師さんはいつも忙しそうにしていてなかなか取り付く島がないというのが現状だ。

その病院では体温を測りにくる看護師さん、食事のメニューを持ってオーダーを取りにくる係の人、病室の掃除をする係の人、簡単な検査を行う看護師さん、検査室まで連れていってくれる人、そして病気の説明やら生活指導をしてくれる看護師さんなど、分業制が徹底していて、入れ替わり立ち替わりいろいろな係の人が病室を出入りする。この中にはボランティアといって、病院から給料を貰わずに働いている人もいる。そして、最後の患者指導を行う看護師さんの位が一番高い。あとで入院費用の明細が送られてきた時に、一日の看護料が日本円にして約三万円となっているのにまた驚いたとのことである。ホテルの宿泊代より高いが、よく考えてみれば当たり前のことかもしれない。

翻って日本の病院へ入院した時のことを考えてみると、先にあげたいろいろな仕事の殆どを同じ看護師さんがこなしていることが多い。もちろん日本では今のやり方が合っているのだろうし、どちらの方がよいかはそれぞれに一長一短があるのだから、何とも言えない。

看護師さんの仕事というと入院患者さんの場合には、病人が病院内でなるべく快適に過ごすことができるように援助をするということになるが、これを具体的に述べると非常に多くの業務を含むことになる。いまだに看護師さんの仕事というと、医者の仕事の補助をするようなものと考えている人も多いようだが、今やれっきとした高度な知識を要する専門職となった。しかし、法律の方はどうもそれに追いついていないようだ。ちょうど駆け出しの医者と、経験のある老齢な大家の見立て料が同額に設定されているように、小さな診療所の看護師さんも、高度な医療を行う専門病院で働く看護師さんも、看護師といえばすべて同じ資格の「看護師」として扱われてしまう。

というのは、例えば第一線の病院では医術の進歩が目まぐるしく、新しい検査法や治療法が次から次へと登場するため、看護師さんも専門的な勉強を怠っていては仕事にならない。同時にその新しい検査や治療を行うために医者の方も極端に忙しくなってしまい、昔のように病室で患者さんのそばに長時間いてあげられなくなった。医者がベッドサイドにいられなくなったから、その間患者さんをみるのは看護師さんしかいない。少し前だったら医者がやっていた仕事を、看護師さんがカバーするようになったものもたくさんある。つまり、医療の場面における看護師さんの役割が飛躍的に増大し、当然のことながら医者と看護師の関係も大きく変わったのである。よくできる看護師さんの中には、新米の医者なんかよりはある面では余程できる者もいる。

ところがいくら勉強して優秀な看護師さんになっても、特別な資格が与えられるわけでもなく、待遇や地位が向上するわけでもなく、この点では何故か看護の分野は遅れている。何か意図的に差をつけないようにしようとする見えざる力が働いているのであろうか。能力のある看護師さんにとっては本当に気の毒なことである。一生懸命やっても待遇がちっとも改善されないし、夜勤があったりで体力が続かなくなってやめていく人が後をたたないから、交代が激しくて始終看護師不足が叫ばれるゆえんである。医学、医療がこれだけ日進月歩しているのに、看護部門が旧態依然としているのには何か深い訳があるのだろうか。

「救急医療」雑感

朝の七時、当直室の電話が鳴った。近所に住む中年過ぎと思われる女性の声で、以前より胆石を指摘されており、かかりつけのホームドクターから手術をすすめられていたという。それが前日の晩から痛み出して朝まで続いているため、そのホームドクターに電話をかけたところ、夏休みで出かけてしまっていて連絡が取れず、助けを求めてきた。

胆石とは肝臓の下にある胆嚢という袋のような臓器の中に石ができる病気である。胆嚢からは胆汁という液が、総胆管という管を経て十二指腸に流れ出ている。この電話の夫人はホームドクターから、「胆石が何かの拍子で胆嚢から飛び出して総胆管にひっかかったら大変ですよ」とおどかされていたらしく、石が総胆管にひっかかったんだろうと自己診断して、心配になって電話をかけてきたようだ。

もし本当にそうだとすれば、七転八倒するような強い痛みがあって、落ち着いて長々と自分で電話などかけられないのが普通だろう。電話でもう少し状態をたずねると、どうも急を要する状態ではなさそうで、痛みもそれほど強くないことがわかった。朝九時になれば病院の外来も始まるので、消化器担当の先生に連絡を取っておくからその時間に来るように告げると、今の時間の方がすいているだろうからすぐに診てほしいという。しかし、時間外診療は充分なスタッフと検査体制が不足しているから、急を要さなければなるべく避けることが好ましい。最近この手の知能犯が増えているが、結局は損をする。

また、別の例だが真夜中の十二時、二十歳の女子大生が咽頭痛と三十八度の発熱で急患室へやってきた。朝から熱が出ているのに気が付いていたが、昼間はアルバイトをしていたという。親元を遠く離れて一人で下宿生活を送っていれば、夜になって暗くなってきたら、何となく不安になるのだろう。昔なら、親から譲り受けた知恵が若い人に伝わっているから、多少の熱なら常備している解熱剤でしばらく様子をみるということをしたが、今はそうではない。

子供の発熱で若い母親が血相を変えて急患室へ飛び込んできて「先生、大丈夫でしょうか」というのはその典型例である。しかし、熱が出始めの頃に病院へ連れてこられても、他に特に症状がないと診断がつけにくい。時間外では充分な検査もできない。したがって解熱剤などの対症療法をして、二、三日後の昼間にもう一度いらっしゃいということになる。これらの例は大抵「夜遅くにみて頂いて、ありがとうございました」などという言葉はなく、無言で立ち去ってしまうのが普通である。

大体、救急医療といっても、日本のそれは急病人医療である。救急とは本来急を要するものだったはずなのに、熱が出たくらいでも救急車を呼んでしまう。救急車というのは一度出動してしまうと、どんなに軽い病人でもどこかの病院へ運ばなければならない。しかし、真夜中に軽症の患者が運ばれてくるのはいい迷惑である。救急隊の人はもちろんのこと、病院の事務当直の人、看護師、レントゲン技師、当直医、薬剤師、検査技師などがたった一人の真夜中の発熱患者に振り回されて、起こされてしまうのである。これは本当に無駄である。その上、案外知られていないことだが、多くの病院ではこれらの医療従事者は夜勤の翌日も一日平常勤務である。真夜中に何度も軽症の急病人に起こされても、翌日手術が予定されていればやらなければならない。日本の医療は医療従事者のオーバーワークの上に成り立っている。

日本の救急医療が、何故急病人医療になってしまっているかというと、医療費が不当に安いからに他ならない。もちろん安さも一面では病気の早期発見につながるという日本の医療の利点であることは事実である。逆に医療を供給する側にしてみれば、数多くの患者をこなさなければ生活ができない仕組みになっているため、本当に医療が必要な患者さんの他に、医療が不必要な患者さんを時間内にも時間外にもたくさん診なければならなかったという歴史がある。

日本中至る所、二十四時間完璧な医療スタッフをそろえておくことは、人的にも経済的にも不可能であるし、無駄である。夜間は真に急を要するものだけが病院を訪れるようになるよう、救急医療が急病人医療でなく、名実共に救急医療となるよう切に望む。

病院へ死体が運ばれるとき

深夜一時、ホットラインの電話ベルが鳴る。「こちら消防庁です。毎度お世話になっております。八十六歳の女性、三十分程前に自宅で倒れて、現在意識レベル三〇〇、脈も呼吸も止まっています。近所にかかりつけの医師がいて昨日もかかったそうですが、連絡しても留守だとのことで、何とかそちらで死亡の診定だけでもお願いできませんでしょうか。」

ホットラインとはいつか都内で大学生が怪我をした際、収容医療機関を探している間に死亡したことを教訓にして、消防庁と医療機関の医師とを直接つなぐようにした電話回線のことである。意識レベルが三〇〇というのは専門用語で、意識障害の程度を表す三々九度方式のもっとも重いものである。すなわち、全く反応を示さない状態のことを言う。このホットラインなるものができて以来、連日のように病院へこのような死体が運ばれて来るようになった。診定してくれとは、死亡していることの確認をしてほしいとの要請である。前述の事件は怪我をして出血している場合であり、これと内科の病気を混同したために、救急車が死体運搬車になってしまった。

救急車が出動した時点で、脈もなく息もしていなければ、一応人工呼吸と心臓マッサージをしながら病院へ連れてくる。救急隊の人が、死んでいるかどうかを判定することが難しい場合もあろう。時々、しばらくしてからまた電話があって、「先程お願いした患者さんは死後硬直を来たしているので、搬送しないことにしました。」と連絡してくれることもある。最近、死の定義をめぐってもめているが、呼吸が止まって、心臓も止まって循環や呼吸が停止すれば、数分以内に脳がやられてしまう。したがってこの数分が経過した後に蘇生術により息を吹き返して、心臓が動き出したとしても、脳の障害は元には戻らない。

たとえ死んでいてもいいから病院へ連れて来るようにと救急隊に指導している東京都内の大学病院もあるらしい。あるいは、現代の高度医療をもってすれば死んだ者も生き返らせることが可能ではないかという期待もあるのだろう。そんなこんなで、とにかく毎日死体が病院へ運ばれて来るようになってしまった。救急隊の人達の中にも矛盾を感じている人は多いと聞くが、とにかくこの無駄は繰り返されている。

この病院へ運ばれて来る死体例は、いわゆる急死（瞬間死）である。その多くは心臓が急に止まってしまうわけだが、この心停止には二種類ある。一つは今まで動いていた心臓がパタッと急に止まる「心静止」であり、もう一つは心臓の筋肉がさざ波をうつようにバラバラに収縮して全く血液を拍出できなくなる「心室細動」である。どちらも脈を触れなくなるが、心静止か心室細動かの判定は心電図をつけなければわからない。急死の多くはこの後者の「心室細動」である。ところがこの心室細動をなおすためには、通常は心臓に電気ショックをかけることが必要である。普通の救急車は、もちろんこの電気ショックの機器は積んでいないし、心電図を取る機器ものせていない。また、人間の体は心臓や肺の動きが止まるとしばらくして細胞が酸素不足になるため、いろいろな薬を注射する必要がある。救急車にはもちろんこの注射薬すらない。つまり、残念ながらわが国の救急体制は、もともと助かる者も助からないようになっているわけである。

欧米では、毎日のように多くの人々が路上で急死するという背景もあって、救急隊がこれらの処置をしてもよいことになっている。そのためかこの緊急用の注射薬がよくできていて、日本では注射薬はアンプルというガラス容器にはいっていて、これの上を切り取って先端を開き、注射器に注射針をつけて注射筒の中に吸うということをやっているが、アメリカではこれが始めからセットされていて、すぐに使えるようになっている。

わが国では、まだまだこのように救急医療に関して、一般の認識不足、体制の不備、無駄が満ち満ちているが、これは真の意味での「命を大切にする」思想が欠落しているからであろう。今後も当分の間、死体が病院へ運ばれるということが続くのだろうか。

8　薬好き

病気を退治する薬とは

内科の医者は薬を処方し、外科の医者はメスで手術をする。だから内科の病気は薬で治ると思っている人が多い。しかし、多くの内科的急性疾患は医者が治すというより、人間のもつ自然治癒力によって治るのであり、医者は専門的知識や経験にもとづいて養生法の指導を行う。薬も使われるが一部の疾患を除けば、薬は病気の原因を退治するのではなく、対症療法としていろいろな症状を和らげるために投与されたり、あくまでも補助的に使われていることが多い。

ほとんどの人がかかる風邪を考えてみよう。風邪の原因の多くはウイルスであるがそのウイルスを退治する薬は、心臓移植が行われる今日でさえなきに等しい。もしできれば多数の人に対して非常に貢献度が高い。「風邪」は毎年流行するインフルエンザを含めて、種々のウイルスや細菌感染によって起こる疾患の総称である。ちょっと体調が悪いと風邪をひいたと思い込んでいる人が多いが、風邪の原因にもいろいろあることを知る人は少ない。それで、風邪薬がほしいという患者さんにどんな薬を出したらよいのかいつも迷う。よく抗生物質が処方されるが、ごく一部の場合を除きこれは誤用である。

そこで、熱に対して解熱剤、鼻水に抗ヒスタミン剤、痰に酵素製剤、咳に鎮咳剤、さらに消炎剤などが投与される。つまり風邪薬は全くの対症療法である。一昔前までは風邪に注射薬が使われていたことがあるが、今では風邪をひいたら注射を打ってくれという患者さんに出くわすことはなくなった。その昔医者というものは注射を打ったり、薬を処方するものだという意識があったことのいい証拠である。

検査の目的で入院してきた薬が不要な患者さんや、診断が確定しないために薬を処方できない患者さんに何の薬も投与しないと、病院へ入院したのに薬もくれないと食ってかかる患者さんが時にいる。胸が苦しいという発作のために入院してきた中年の女医さんがいた。発作の様子を観察したいので薬を何も出さずにいたら、入院したのに薬もくれず、治療もしてくれないと怒って三日後に勝手に退院してしまった。医者にしてこうである。だからかどうか知らないが、こういう場合は益にも毒にもならないような何の作用もない「薬」を一応投与しておく。やはり日本人は薬好きであると同時に、薬に頼る者が多い。

ここで、私の敬愛する大変ユニークな内科のY先生の話をちょっとしたい。大体病院の内科外来を訪れる者の大半は重大な病気を持った病人ではない。人間生きていればあちこちが痛くなったり痒くなったりするもので、それが心配になって来院するケースが殆どである。医者の方はただひたすら何十人ものこのような病人でない者の中から、何とか本当の病人を見つけ出そうと血まなこなのである。こういう本来は病院へ必ずしも来る必要のない大多数の非病人に対して、医者はどうしているかというと、なるべく短時間で切り上げるためにいわゆる精神安定剤の類を処方して、「お薬をあげますから、これで様子を見てください」などと言って帰す。医者も患者も不満であるが、毎日医療の現場ではこれが繰り返されている。

このような病人でない患者さんに対して、Y先生は「あなたは薬も何も飲む必要がないんです」と言って、少し時間をかけて「あなたの症状はからだの異常で起こっているものではないから、すぐによくなりますよ」などと言って、その人のおかれている環境を上手に聞き出す。いわばまさに良き相談相手、聞き役に回るのである。患者さんの方は医者とゆっくり話ができて喜ぶが、一方薬がもらえないのでその場では少し不満気で帰る。おかげでY病院は大赤字であると聞く。

何らかの症状を訴える患者さんを診察した結果、からだの方には特に異常を認めなかった場合、異常がないことを時間をかけて説明するより、何も説明せずに薬だけ出している方が儲かる仕組みになっているわが国の医療保険制度なのである。日本人は、薬という形のある「物」に対しては代価を払うが、医者の知識とか話など無形のものに対して代価を払うのには非常に抵抗を示す。わが国では医療費に占める薬代の割合が多いとよく言われるが、これは医者の行う他の無形の生活指導とか、専門的知識、経験の伝授などに対する代価がゼロに等しいことも一役買っている。日本人は薬好きな国民性を有しているのではないか。

最近薬の使われ方が大分変わってきたが、それでもまだまだ薬が不要と思われる例に無用の投薬を余儀なくされる。本当はY先生のようなやり方が正しいのだろうが、それができないのがわが国の医療の実状である。

薬好き

マスコミは「薬づけ」という言葉を作り出したが、日本人には元来「薬好き」な人が多いのではなかろうか。この頃確かに「くすり」に神経過敏な人が増えて、なるべく薬は飲みたくないという人にぶつかるが、まだまだ薬好きな人は多い。大体医者へ入って薬ももらわずにお金を取られたら、何となく不服そうな顔になるのではないか。日本人は、知識とか情報などの無形の価値に代価を払うのには抵抗を感ずるが、薬などの有形の価値に対してはためらわずにお金を出す。

薬と並んで、点滴という行為にも同じようなことが言える。某ドクターがアメリカへ長年留学し、帰国直後に急性肝炎にかかってしまった。肝炎になったら多くの場合はじっと治るのを待つより仕方がない。だから、アメリカでは肝炎の患者はただ安静を保つという意味から、ベッドに寝かせておくのが治療の基本だというのである。その先生は自らそれを実行した。

日本では肝炎というと点滴をすることが多い。点滴の中身そのものには積極的に肝炎を治すものはないと、そのアメリカ帰りの先生は言われた。強いて意味があるとすれば、点滴中は動けないので、安静が保たれるということは言える、との何とも皮肉めいた話を聞かされた。日本で肝炎になって入院し、安静だけが唯一の治療だからと言って、ベッドの上に寝かせておくだけだったら、ほとんどの患者さんは何も治療をしてくれないという不満を言い出すに違いない。まことに「点滴」は医者が患者さんに何かをしてあげているということを示す格好の材料となっている。

心筋梗塞の患者さんが、病気が軽かったからか、発症して五日目に病院の外来へやって来た。一応入院はしたが、普通このような軽い心筋梗塞なら五日目にはもう点滴をはずされて酸素吸入も必要がない。しかし、心筋梗塞という病名を告げて入院させた以上、たとえ五日目であっても飲み薬だけ処方したのでは、本人も家族も大変不安に陥ってしまう。酸素吸入をして、点滴をやっておけば、いかにも治療をしているという形が整って、患者さんの不安も解消する。もちろん、医学的にみれば全く無意味な治療行為である。

このような見せかけだけの医療は多分に日本的である。日本の文化的背景の上に成り立っているから、これを頭から否定してしまうことはなかなかできない。テレビドラマの医療場面でも、病人が出てくると大抵点滴の瓶が横にぶら下がっている。この頃はこれに心電図などもつけ加えられてなかなかの迫力である。これらはもちろん本物の医者が相談を受けてやっているわけだが、素人への見掛け倒しにはもってこいの演出である。

薬や点滴にはもっと違った側面もある。同じ薬を処方したり、同じ点滴を行う場合、それが若い研修医によってなされるのと、少し年季の入った熟練医によってなされるのとでは、効果が異なることがある。科学以外の何か魔術的な期待を、医者に求めていることが読み取れる。

日本の医療は、点滴とか薬などの物の医療が強調されすぎている。短時間に必要以上に多くの患者さんを処理しなければならない病院の外来では、患者さんが何かを訴えてきたら、「いいお薬をあげますからこれを飲んで様子を見てください」と言って切り上げれば、一番時間がかからずにすむし、患者さんも「くすり」をもらって何となく納得している。少し時間を割いて詳しく症状を聞いた上で、「それは薬なんか飲まなくても数日で治りますよ」と言ったのでは駄目なことが多い。全くもって「薬好き」な国民性であると思うことしばしばである。

爆薬の誤用

ピルと言えば経口避妊薬、ピルケースと言えばいざという時に使う丸薬（ピル）を入れて、胸のところへペンダントのようにぶらさげる入れ物のことである。日本でも最近このピルケースを持ち歩く人を時々見かけるようになった。欧米ではこのピルケースの中に、もちろん避妊薬を入れる場合もあるが、ニトログリセリンという狭心症発作をとめる舌下錠（舌の下に入れて溶かして使う薬）を入れて携帯する。

ニトログリセリンは元来爆薬であるが、ごく微量で血管を拡張する作用があるため、狭心症の発作寛解と予防を目的として、その舌下適用法が開発された。ところで、このニトログリセリンは正しく使われているだろうか。

知り合いの方のお嫁さんから突然電話がかかってきた。同居している姑が気を失って倒れたので、救急車ですぐに行くからよろしくというだけで、電話は切れた。救急車で来院したその当人はケロッとしている。何をしている時に気を失ったのか状況を聞き出そうとしたが、嫁も姑も黙して何も語らない。とりあえず入院してもらったが、夕方になってようやく口を開き出した。実は二人があることで口論を始め、くやしいと思った姑が本当は何ともないのに、嫁をびっくりさせるつもりで胸が痛いと叫んだらしい。あわてた嫁は、以前近くの医者から何かの時に使うようにともらってあったニトログリセリンを一錠姑の舌の下に入れたところ、姑は間もなく本当に気を失ってしまったというのが、事の顚末であった。

北海道へ両親を引き連れて転居した友人の父親が、ある晩胃が痛いと言い出した。不慣れな土地で知り合いの医者もなく、最近できた近くの内科医院へ電話をかけたところ、快く往診を引き受けてくれた。しばらくして三十代前半と思われる医者が、往診カバンを持ってやってきた時には、胃の痛みはほとんどなくなっていた。その医者はちょっと考え込んでいたが、やおら心電図を取り始め、それを見て狭心症の発作だと断定し、ニトログリセリンの舌下錠をなめさせた。その直後、友人の父親は意識がなくなり、家族の者がいくら呼びかけても返事をしなくなってしまった。あわてた医者は救急車を要請、自分の医院まで運んでいろいろな手当てをしたが、結局帰らぬ人となった。

心筋梗塞で入院していた患者さんが、退院して間もないある夜、軽いめまいで倒れた。奥さんが気を利かしたつもりで、咄嗟にニトログリセリンをなめさせたところ、前後不覚となり、生あくびをし始めた。奥さんから電話があり、これから病院へ連れていくというので、とにかくすぐに頭を低くして寝かせ、両足を少し高くして様子を見るように指示した。しばらくして、意識は完全に元に戻ったとの電話があった。

ニトログリセリンは古くからある狭心症の特効薬である。これらの例はニトログリセリンが正しく使われなかった場合であるが、狭心症の発作はもともと安静にしていれば、ニトログリセリンなどのお世話にならずとも、じきにおさまるものである。ニトログリセリンは、心臓へ戻ってくる血液の量を減少させ、心臓の血管を含めた全身の血管を拡張させる作用があるため、血圧が一時的に低下する。だから、血圧がもともと低い人や老人では、注意しないと取り返しのつかないことも起こり得る。精神的なことが原因で胸が苦しくなる人がよくニトログリセリンを使っているのも、この薬の使いかたの誤用の一つだろうが心理的効果はある。

最近は大病院志向ということもあって、かかりつけのお医者さんを持たない人が増え、いざという時に診てもらえる先生がいない。だから、いざという時に何か応急的に飲む薬を用意しておきたいという気持ちはよくわかる。しかし、どんな発作にも効く、そんなうまい薬はない。何かの発作をよく起こす人でも、今までとは違う発作を起こすことも多い。めまいとか動悸とか、狭心症とは関係のない発作にまでニトログリセリンが使われることは、効かないばかりか、いくつかの例をあげたように大変危険である。それっきりということもあるので、むやみに使わないよう注意してほしい。やはり爆薬はこわい。

薬の副作用雑感

横浜に生まれ育ち、若くして病に倒れ、この世を去った歌手の美空ひばりさんの病名は、あまり聞き慣れない「間質性肺炎」と伝えられた。肺という臓器は、肺胞と呼ばれる空気の出入りする袋みたいなものが、左右肺に合計三〜六億個もあり、表面積にして五十〜百㎡にもなる。これだけの面積を使って、酸素を体内に取り入れ、二酸化炭素を排出する。

普通一般に肺炎と呼んでいる病気は、わかりやすく言うとこの夥しい数の肺胞の一部に生じた炎症のことである。一方、間質性肺炎というのは、肺胞と肺胞とを結びつけ、肺胞同士を支え、中に血管などが通っている間質と呼ばれる部分に炎症が起こった場合で、肺胞に起こる普通の肺炎と区別するために、肺臓炎などと呼ぶこともある。

この間質性肺炎の原因はよくわからないことが多く、治療も、原因不明の病気の特効薬で炎症を抑えると考えられている副腎皮質ホルモン製剤がよく使われる。副腎皮質ホルモン製剤はよく効く一方で、長期間使用するといろいろな副作用を発現する。その一つに「大腿骨頭壊死《えし》」といって、大腿骨の先の方が腐ってしまう副作用があるが、美空ひばりさんも亡くなる一年前にこれになって福岡の病院へ入院している。副作用という言葉を聞いただけで拒否反応を示す過敏な人も多いが、ある作用を有する薬の使用中に認められるいわば副産物的作用である。ある調査によれば、病院へ入院する患者さんの約二十五％は医師が使用した薬の副作用を治療するためであったという。事実、ある病気の治療目的に使用した薬の副作用によって新たな病気が発生し、それを治療するためにまた新たな薬を使ったら、更に第三の病気が生じてしまったというように、薬によって雪だるま式に病気が次から次へと重なっていくことが時に起こる。

同じ薬を同じ量使っても、副作用が強く出る人とそうでない人とがある。この理由として、人によって薬を代謝分解する酵素の働きの速度が、生まれつき遺伝的に違うということが最近少しずつわかりかけてきた。将来これが測定できるようになれば、同じ薬で反応が強く出る人と弱く出る人とを見分けることができるようになるかもしれない。

大体において、作用の強い薬は副作用も強いと考えておいてよい。抗がん剤を使うと、吐き気がしたり、食欲が低下するなどはそのよい例である。副作用が全くないという薬などないと考えておいてよい。ある病気の特効薬とされるものがあり、それを使えば命が助かり、使わなければ死んでしまうという場合であれば、その薬を使うことは許されるだろうが、薬を使わなくてすむものであれば、なるべく薬を使わないにこしたことはない。

風邪の季節ともなると、熱を出し、咳をしながら、無理をして風邪薬を求めてわざわざ病院へ出かけてくる人が跡を断たない。風邪のほとんどはウイルスによるもので、今のところ特効薬はない。熱に解熱剤、咳に鎮咳剤を出すくらいしかできない。市販の感冒薬を飲んで家で暖かくして休んでいるのが一番よいと思われるが、いつもどんな薬を出したらよいものか、実のところ悩みつつ「風邪薬」を処方している。

薬を処方する必要が生じた場合、医師はその薬の作用、副作用の得失を天秤にかけて熟考した上で処方すべきであろう。ただし、副作用という言葉自体は大変誤解を招きやすい。最近多用されている血圧降下剤の中に、全身の血管を拡張させることによって血圧を下げる作用を出すものがあるが、当然のこととして頭の血管も拡張するからズキンズキンと拍動するような頭痛を訴えることがあるし、顔の血管が拡張すれば顔がほてってくるということになり、これらは「副作用」と言えば確かに副作用なのかもしれないが、実は副作用ではなく、この薬のもつ「作用」そのものの一部であるというのが正しい。しかもこれらの「副作用」が出やすい人と出にくい人とがいる。

薬を投与した際に、その薬がよく効くかどうか、副作用が出やすいかどうか、などの個体差に対して科学的根拠を与えてくれるかもしれない薬理遺伝学という分野が、今注目されている。

流行と医学

女性のスカート丈が長くなったり短くなったりするのは、流行を作り出すデザイナーの側が意図的にやるために起こるのだろうか。男性のネクタイ幅だって、狭くなったり広くなったりを繰り返しているが、同じようなものだろう。流行に乗り遅れまいとするのは一般的には若い人に多いが、流行に関心を示さず、無頓着な人もいる。

実は、医学にもはやりすたりがある。殊に病気の治療法についてそれが言える。そして、それは女性のスカート丈が上下するように繰り返すから面白い。一例をあげよう。最近増加している心臓病の一つに心筋梗塞という病気がある。この病気は、要するに心臓自身を栄養している冠状動脈という血管が閉塞して、血液が流れなくなり、その先の心臓の筋肉の一部が腐ってしまう病気である。心筋梗塞にかかって不幸にして亡くなった人を解剖すると、心臓の冠状動脈の詰まった場所に、「血栓」と呼ばれる血が固くなった塊が存在する。

ここで問題は、一体この「血栓」なるものがどうしてできるのかということである。何か他の原因で血管が詰まり、その結果血液が流れなくなったためにその場所で血が固まって血栓ができたと考える者がいる。そうではなくて、いろいろな理由から血管壁の一部分がこわれてその部分に血栓ができ、結果として血管が詰まるのだと考える者もいる。つまり、この血栓のでき方を血管が閉塞することの結果と考えるか、原因と考えるか、医学の歴史をひも解くと、まさに繰り返しなのである。現在は後者の考え方が支配的である。だから、心筋梗塞の治療法として、この血栓を溶かす働きのある抗凝固剤と呼ばれる薬物を盛んに使っていた時期と、使っても仕方がないと言われていた時期とが繰り返しており、現在は積極的に使われている。

ある治療法が積極的に使われるようになったり、使ってもあまり効果がないから使われなくなるという繰り返しとは多少ニュアンスが異なるが、かつては国民病と言われた肺結核の治療だって大きく変わってきた。戦前は、大気・安静・栄養が三原則と言われていたが、要するにこれといった治療法がなかったのである。それでも何とかして治療したいということから、肺の中に詰め物をしたり、肋骨を何本か切除して取ってしまう胸郭成形術という今考えるとずいぶん思い切ったことをやったものだと思われるような治療法がまかり通っていたことがある。もちろん現在ではすぐれた抗結核剤のおかげで、手術に回る例は極端に減った。

このようにわれわれの行う病気の治療法は、いろいろな歴史的変遷の延長上にあり、その結果として現在一応もっとも良いと考えられているものを行っているに過ぎない。歴史が示すように、数年後には全く使われなくなったりする治療法もあれば、昔の治療法の復活ということもよくある。昔からあった薬で、その時はあまり効果があるとは思われていなかったものの中に、最近全く別の薬効の存在が注目され出して盛んに使用されているというものもある。

われわれ医者が現在行っている治療法は、あくまでも現時点で良いとされているものである。それが長期的にみて良いか悪いかは、後世の人々の判断に待つより仕方がない。ある意味で、治療はすべて実験である。

俗にいう盲腸の手術を初めて行う時は大変なことだったらしいが、今は手術することに誰も驚かない。新しく出現した治療法が今後永続性をもって使われるようになるのか、副作用がひどくて使えなくなるのか、もっといい治療法が出現して衰退してしまうのかは、全く未知数である。新しい治療法の出現時には、決まってその方法を奨励する医学論文が数多く発表され、その治療法を行わないと時代遅れで、医者が流行に乗り遅れた感じにさせられるから困る。衣服の流行と同じく、また昔の治療法に戻ることもあることを肝に銘じながら、われわれ医者は日々の診療に携わることが必要であると思う。

手術のタイミング

ある大手企業の社長がトイレで気を失って倒れ、心臓発作の疑いありとのことで入院した。調べてみるとひどい貧血があり、これが倒れた原因と考えられた。さらにその貧血の原因は胃潰瘍からの出血のためであることがわかった。約二か月間入院治療を行い、その後一か月間は自宅療養とした。ところが仕事を再開して間もなく胃潰瘍が再発した。海外への出張も多く、性格的にも非常に細かい点に気を配る人だけあって、ストレスが多いように思われた。三度も胃潰瘍になっては社長の座も危ないと判断し、外科医とも相談の上、手術に踏み切った。

また別の例になるが、知り合いの新聞記者が十数年前胆石発作の頻発に悩まされた。その時診てもらった外科医は手術をすすめた。ところがその新聞記者は何人かの医者に相談した結果、手術を受けないことにした。その後現在に至るまで十数年間何故か胆石による痛みの発作は一回も認めていない。石は消えたわけではなく、最近の検査でも残っているという。

これらの例からわかるように、医療の現場では手術をした方がよいかどうかの決定はそう容易でないことが多い。手術が成功して原痛の治療はできても、手術後に思わぬ合併症を併発してそれに悩まされるといった不幸な転帰をたどることもある。胃潰瘍とか胆石のようなごくありふれた病気については、医者の側も扱う機会が多いため、たくさんの経験を積むことが可能となり、適切な判断を下せるのであるが、心臓病の手術となると必ずしもそういうわけにはいかないことがある。

大動脈弁閉鎖不全症という病気がある。心臓の俗にいう四つの部屋のうち全身に血液を送り出す左心室という部屋の出口のところに大動脈弁とよばれる弁がある。通常この弁は血液が出たあと完全に閉じて一滴の血液ももれないような仕組みになっているが、この大動脈弁閉鎖不全症では、弁がうまく閉鎖しないために、一旦心臓の左心室から出た血液の一部がまた心臓の方へ逆流してしまう病気である。その逆流の程度は軽いものから重いものまで様々あり、軽いものは病名はついていても病気として扱う必要のないものもある。

この病気の原因はいろいろあるが、その中でリウマチ性といわれるものは通常中年過ぎに具合が悪くなってくることが多い。重症例では根本的治療として手術で障害された弁を取り除いて、人工の弁に取り替える必要がある。ところが、この弁を取り替える手術にはある程度の危険性があり、また使用する弁によっては手術後一生ある種の薬を飲み続ける必要が生ずることから、手術はできるだけ遅くなってからにしたい。しかし、あまり遅くなりすぎると心臓の障害の程度が進行するために、手術時の危険も増す一方で、手術後の改善の程度もそれほどは期待できなくなる。

このように心臓病の中には、いずれは手術治療が必要だが、その手術時期の決定は非常に困難なものがいくつかある。その上、病気によってはそれほど頻度が多くないため、一人の心臓病医が一生の間に経験する患者数も少なく、そのことがわれわれの判断をしにくくしているものもある。また、心臓病は、それによる機能障害の程度が進行していく点が胃潰瘍や胆石とは少し異なり、手術時期の決定を困難にする一つの要因となっている。

最近、狭心症や心筋梗塞などの病気に対しても手術が盛んに行われているが、これらの場合も手術の決定は容易ではない。本来外科というのは身体にできた悪い病巣を取り除くというのが元々の出発点であったはずが、心臓病の手術の多くはいわば修繕みたいなものであるからなのかもしれないと思うことがある。

心臓手術には危険がつきまとうものが多い。手術による死亡率は何パーセント位であるという話を持ち出しても、日本人はこの「パーセント」という考え方に慣れていない。それよりも、「先生に一切おまかせしますので、先生の言う通りにします」という人の方が圧倒的に多い。手術の話をした際に迷う人は手術の結果がよくないことが多く、手術の話をした途端に手術を希望する人は一般に手術の結果もよいことが多い。もちろん元々の性格も関連しているのだが、手術の話をした時の反応の仕方を参考にして手術するかどうかの最終決定を下すことも多い。

手術再考

恩師の一人が春の定期健康診断を受けた際、胃潰瘍があるからすぐに手術をしましょうと言われて、胃を切除した。胃の三分の二を切り取ったために、一度にたくさんの量の食事ができなくて不便になったという話を伺った。胃は元の三分の一の大きさになってしまったのだから、胃の容量が減っているわけで、慣れるまでの間少し不自由を感じるだろう。また胆嚢の中に石ができる胆石という病気の手術をする場合、石だけを取り除くのではなくて、石を含む胆嚢という臓器をそっくり切り取ってしまう。もっと一般的な俗に盲腸と呼ばれている急性虫垂炎という病気の手術は、小腸と大腸との境目付近にある虫垂という組織を切り取る。虫垂切除術と呼ばれるが、その昔これが初めて行われた時には、議論百出で大変だったらしい。だいたい、人体の臓器、組織には何らかの働きがあるはずで、病気になったからといって取ってしまったら何か障害が起こるのではないかと考えても不思議ではない。

このように、手術という外科的治療法の多くは、悪くなった人体の一部を切り取るということが基本である。考えてみれば随分と荒っぽい治療法である。取らずにおけばだんだんに病巣が拡大して悪化し、がんなどでは他の場所へ転移するかもしれないとあっては、切らざるを得ない。

これらの病巣を切り取ったり、臓器を取り除く手術に対して、最近注目を浴びている心臓のバイパス手術という狭心症や心筋梗塞に対して行われる手術は、悪い部分を切り取り去るのではなくて、悪い部分には全く手をつけずにそのまま放置して、悪い血管にバイパスを造るという言わば修繕を行うという意味あいが強い。

ただし、心臓の弁膜症が進行した場合に、弁を人工弁に取り替える、いわば車の部品交換のような手術もある。また、今話題になっている、心臓自身が全体的に悪くなって全身に血液を送り出すポンプとしての力が弱くなった場合、胃や胆嚢や虫垂とは違って、心臓全体を切り取り去るわけにはいかないので、切って取ったあとは事の善し悪しは別として、人工心臓か他人の心臓を植え込む移植しか方法がない。一口に外科的治療といっても、交通事故などで負傷した場合に傷を縫ったりするもの、急性虫垂炎や胆石のように悪い部分を含めて臓器や組織を切り取ってしまうもの、心臓のバイパス手術のように修繕を行うものなど、手術の内容、その意味するところは様々である。

一般に手術をするというと、切って取ってしまうのだからすっかり良くなると考えがちであるが、実際には必ずしもそうではないことが多い。患者心理としては、手術をしたのだからそれで完全に治ると考えるのは無理もない。薬なんか飲むのは煩わしいから手術で切って一遍ですっかり治してくれなどという威勢のよいことを言う人がいるが、そうは問屋がおろさない。このあたりが医者と患者との間に良くみられる溝である。

繕う手術の一つである心臓のバイパス手術なども何のために行うのかと問われると、返答に困る。手術をせずに薬だけで様子をみていたらどうなるのかと言えば、われわれの手元にあるデータは過去の患者のごくごく一部の統計だけである。未発表の眠っているデータは無数にあり、到底本当のところは誰にもわからない。そして、そのデータはわれわれとはライフスタイルの全く異なる欧米人のものがほとんどである。もちろんそれらのデータの中には個々の患者さんが一体どのような生活を営んでいたかという最も大事な情報についてはひとかけらも語られていない。

同じ病気になっても、相変わらず酒、煙草などをやめられず無茶な生活を続ける人もいれば、病気を契機に節制した生活に移れる人もいて、どんな生活内容を送ったかはデータの中にはない。手術後、俺は手術を受けてすっかり良くなったのだからといって、無茶苦茶な生活を送って、却って死期を早めてしまう例もある。

だから、純医学的な面にのみ目を向けて患者さんと接していても、いい答えは出ないのであって、患者さん全体を見抜いた上で手術するかどうかの選択をすることが必要であるとつねづね想う次第である。

お医者様の言いなり

診断がついたら医者は患者さんに複数の治療法を提示し、そのうちのどれにするかを患者さん自身に決めてもらうのがよい、という意見がある。自己決定権とも言われるが、残念ながらわが国の医療状況はそれには程遠い。三十四歳になる独身の看護師Ｋさんが公立病院で卵巣がんの手術を受けた。発見時すでにかなり進行していたらしい。術後食欲不振と吐き気に耐えながら定番の化学療法を強いられた。抗がん剤が点滴されたのである。退院して一か月後腹痛が出現、手術を受けた病院の婦人科では検査もせず、鎮痛薬が処方されるだけで一向に腹痛がおさまらない。思い余って別の個人病院を受診、腸閉塞と診断されて入院、点滴治療により軽快した。腹痛が去ったら今度は腰痛に悩まされた。最初の病院でなぜか検査をしてくれたが、骨盤への転移を宣告され、再入院して化学療法を、それも新しい抗がん剤を使うと言われた。恐らくいわゆる新薬の治験であろう。

多くの抗がん剤の治験を行う大きな目的は、薬の安全性の確認が大義名分である、安全性とは裏返せばどれだけ危険かという、いわばその薬によってどの程度死亡者が出るかというデータがほしいのである。

更年期障害に悩むAさんは近くの医院で治療を受けていたが、一進一退のため、友人のすすめで思い切って大学病院の婦人科を受診した。そこでは何の説明もないまま骨密度測定が行われ、骨量が不足しているので放っておくと骨折を起こすかもしれないと半ば脅かされた上、新しいホルモン剤の治験に参加してほしいと依頼された。いつでも嫌になれば途中で止めてよいという言葉に乗って、Aさんは同意書とやらに署名をしてしまった。

今年喜寿を迎えるNさんは、妻が脳梗塞に倒れて以来、一人で家事を切り盛りする羽目になった。ある晩大量飲酒をして寝床に入ったところ、午前二時頃急に胸苦しさに襲われた。水を飲んで三十分位椅子に腰掛けていると楽になった。そのことを妻の主治医に告げると、同じ病院の循環器専門医を紹介してくれた。心臓カテーテル検査が必要と言われ、自分のような年でもそんな検査を受けなければならないのかと相談を持ちかけてこられた。

Nさん宅の近所の四十八歳の男性が、それまで全く元気だったのに心臓発作で救急病院を受診、直ちにカテーテル治療に回され、そのカテーテル検査中に心臓が破裂して死亡したという。そんな話を身近に聞いているのでは検査を受ける気になれないのは当然である。担当医に率直にその話をしてみてはと言ったら、妻のことがあるのでもし検査を断わったら気分を損ねるのが心配であるという。大病院の外来はじっくり話を聞いてもらえる構造をなしていないばかりか、外来は混雑しているため担当医につまらない話を聞いてもらうのは他患にも悪いという遠慮も働くらしい。

そう言えば病院勤務時代、毎月の外来予約診察日の数日前になると決まってその前一か月間の身体の状態を手紙にぎっしり書いて送ってこられる患者さんがいた。それほど大病院の外来では、患者さんが医者にじっくり話ができなくて当然という雰囲気がまかり通ってしまっている。

とにかくわが国のお医者様と患者さんの関係は露骨な上下関係になっていることが、これらの患者さんの例から見て取れる。自己決定権云々以前の状態である。お上に弱い国民性が表出していると言えばそれまでだが…。

9　日本の医者は優秀か

ビルとマークの場合

かつてアメリカの病院で働いていた時、病院の地下にある実験室で、犬の心臓に心筋梗塞を作成していろいろなことを調べていたことがある。その際一緒に実験を手伝ってくれた青年が何人かいたが、彼らは皆医学部へ進みたくて勉強中の者であった。アメリカで医者になるにはまず四年制の大学を卒業した後、更に四年間の医学部に入らなければならない。医者になるために最低八年間は大学生活を送ることになるわけである。

実験の手伝いをしてくれた連中は、四年制の大学は出たがいろいろな理由ですぐには医学部に進めない者が多かった。医学部に入るためには、大学卒業後日本の共通一次試験のような試験に合格した上で、自分の希望する医科大学で面接試験を受けることになるが、この際に実験の手伝いをしていたり、ボランティアとして救急車に乗っていたことが有利に働くため、皆一生懸命であった。

その一人にビルという青年がいた。母親が病気のため、大学卒業後すぐに医学部へ進めない状態にあった。非常に頭のよい男で、目つきも鋭く、実験をまかせておいても信頼できるばかりでなく、言われなくても自分でいろいろ工夫して新しいことをどんどんやっていくタイプであった。しかし、反面どことなく冷たさが感じられて、いつも人を馬鹿にしたような態度がみられた。当然周囲の者からあまりよく思われていなかったし、われわれもこういう人は少なくとも臨床医になってほしくないと思っていた。医学の研究に従事する研究者としてはすぐれた資質を持っていると思われた。

別の一人にマークという見るからにお人好しの、大変優しい、穏やかな青年もいた。頭はそれほど切れる方ではなく、実験を手伝ってもらっていても何となく頼りなく、言われたことだけは忠実にするが、それ以上のことはしてくれない。彼もやはり四年間の大学生活を終えてはいたが、その後の成績が悪くいわば浪人中の身であった。われわれは、彼に是非医者になってほしいと、皆でよく話したものである。頭はずば抜けてよいとは思われないが、人間味のある大変温かなお医者さんになれることは間違いないからであった。マークも先のビルも共に医学部を出て、今では医者として活躍している。

最近はわが国でも受験戦争が熾烈になって、学力だけ高い者が医学部へ入学することの弊害が問題となっている。勉強ばかりしていて遊びが足りないせいか、何となく人間性に欠けた世間知らずの欠陥人間が多くなったと某大学医学部の教授に聞いた。入試制度を何とか改善して、もっと医者として相応しい者を選ぶにはどうすればよいかを何度も検討してみたが、これといった名案がないという話であった。総合大学の医学部としては、臨床医の養成だけでなく、医学者の確保も大事であるから、やはり入試の成績のみに頼るより仕方がないとのことであった。

ビルのような研究者に向くタイプの医者と、マークのような臨床家に適したタイプの医者との比率がうまく分かれればよいのだが、現実には本来研究者向きの者が臨床家になっているため、こういうお医者さんにぶつかると、患者さんの方があまり喜んでいない光景をしばしば見かける。一歩進んで考えると、本当は一人の医者の中にこの二種類のタイプが同居しているのが理想のように思われる。

それは、毎日同じような患者さんを見ているだけではあまり深くは洞察できず、ある時は医学者的になって患者さんを冷たい眼で観察することが、自分のためにも医学の進歩のためにも大事なような気がするからである。知り合いや身内の者を大病院で亡くして、死後担当医より解剖させてほしいと言われた経験をお持ちの方もいると思うが、あの瞬間は医師にとっても一番いやな辛い時である。臨床医からいわば医学者に豹変する時だからである。しかし、解剖してみると必ず意外な所見が見つかるから、臨床医が真のよい経験をたくさん積むには、解剖は是非必要である。

やはり、一人の医師の中にビルとマークが同居しているような、真の意味でのよい医者が数多く養成されることが理想であるように思われる。

「プロ」の診療を野球選手にみた

プロ野球の選手という職業は肉体が資本だけに大変きついものだ。何といっても毎日の働きぶりが衆人環視の中にあり、評論家から毎日のようにああだこうだと批評される。そして仕事ぶりは勝ち負けという結果にはっきり表れてしまう。

プロだから仕方がないと言ってしまえばそれまでだが、こんなに毎日試合に出るたびに人からいろいろ言われながらする仕事は大変である。生身の人間だから毎日いろいろなことがあろうし、体調のよい時も悪い時もあろう。そんなことは観戦しているわれわれの方にはあまり伝わってこない。いかなる仕事においてもプロ意識というものは大事である。往年の名選手の中には野球一筋に生きてきた選手が多かっただろうと思われる。しかし、現在はプロ意識に徹しない選手を時々見かけるが、これも恐らく現代という時代の落とし子なのだろう。

われわれ医師の世界も同じである。医師という職業は専門職であり、本来プロに徹すべきものである。プロというものは常に自分で自分を律し、日々精進を重ねなければならない。しかし、今われわれの世界に異変が起こっている。つまり、最近の若い人達は確かにやる時はやるが、遊ぶ時も大いにエンジョイするのである。われわれが卒業したばかりの頃は、朝は七時半過ぎには病院へ行き、患者さんの朝食前には回診をすませ、上の先生が来られるのを待ったものである。しかし、最近はそこまでして働くという若い人に出会うことはほとんどなくなった。それどころか、一番若い者が一番遅く出勤してきて大きな顔をしている光景すら見かける。

このような生き方からは、本当の意味でのプロ意識は育ってこない。先人の技術を盗んでまでして頑張ろうというような人は大変少なくなってしまった。非常にスマートに生きる若者の姿がそこにはある。

以前オーストラリアで開かれた医学教育に関する国際ワークショップに日本代表として参加した際、各国代表が口々に言っていたことは、最近の若いドクターの医師としてのプロ意識の欠如であった。仕事は適当にこなし、生活をエンジョイするために働くという者が多くなりつつある傾向が指摘された。つまり、医師としての基本的姿勢を医学教育の中でどう教えていったらよいかということに各国共、頭を悩ませていることを知った。つまり、わが国だけのことではなくて、世界的な現象なのである。

野球選手なら、その働く姿勢の結果は勝負にはっきりと表れ、しかもたくさんの人に見られているから、影響力も大きい。一方、われわれ医師の行う医療行為は他人に見られたり、批評されたりする機会がプロ野球の選手に比べたら非常に少ない。あの医者は「見立て」が良いとか、名医だとかというわさを耳にすることがあるが、医学に対して全く素人である患者さんが医療内容の善悪を判断することは不可能である。だから、患者さんからみて大変良い医者に見えても、われわれ医者仲間から見れば必ずしもそうではないことは多々ある。野球のような勝負事とは違って、価値基準の設定が大変難しい。

われわれの行う医療行為は、プロ野球のようにたくさんの観客の目の前で行われるわけではない。しかもその行為の内容は素人には全くわからない。野球なら勝てばよいのだろうが、医療の場合は結果がどうなればよいのかよくわからない。

だからプロ野球の選手のごとく、他人の評価を常に受けている気持ちになって毎日の診療を行っていく必要があるのではないだろうか。どうも最近は「プロ」でなければいけないわれわれの世界に少し「アマ」が入り込んでいるような気がして、心配である。

味のある指導者の減少

現代社会では各界において偉大な指導者的人物が昔に比べて減っているのが世界的傾向のようだ。医学界においてもその傾向がみられる。昔は逸話にでも残るような、大変味のある講義のできる先生が何人もいた。

学生時代を振り返ってみても授業中涙を流さんばかりの感銘を与えてくれた先生が何人か思い出される。何かの時にちょっと言われた言葉とか、患者さんに対する言葉のかけ方から何かハッと気付かされるものがあって、得るところ大なことしばしばであった。

ところが昨今はどうか。先生方が小粒になってしまって、そのような授業のできる教師は減り、最近の先生は最新の医学知識の伝達者で終わってしまうことが多いと聞く。しかし、これは社会の方に問題があるのであって、つまり大人物が輩出しにくい時代的背景があるのだろう。現代人が思いついたり、考えたりしているようなことはすべてその昔に誰かが同じことをすでに考えているという人類の歴史が示すように、人間そのものの能力は太古の時代から現代に至るまでそれほど変わっていないように思われる。

最近われわれの医学界では、学会・研究会などがやたら増えすぎて、国内外を通じて殆ど一年中行われている。増えすぎたことに対して誰もがおかしいと疑問を感じているのに、それに対して歯止めをかけられずにいる。これは学界をリードすべき本当にすぐれた人物が減っていることと関係がありそうで、昔の偉い先生方は学会の増加にブレーキをかけていたらしいが、最近は皆がドングリの背くらべのようになったのか、自己の存在を主張するために自分の声のかかった学会を新しく作るのだとも言われている。一回目が開催されれば、あとは惰性で毎年開かれる破目になってしまう。

その昔はある偉い先生が患者さんを診察して診断を下せば、それを他の者は正しいと信ずるより仕方がなかった時代があり、今の古い先生方の大部分はそのような古き良き時代に教育を受けて育った方が多いだろう。ところが今は画像診断法というものが発達しすぎて、身体内部を影絵のように写し出すことができるので、偉い先生の診断が正しいかどうかはすぐにわかってしまう。若い人達への医術の伝達がある意味で大変やりにくくなっている。

つまり、技術の進歩が昔のようなカリスマ的指導者の輩出を妨げているといえる。医学は精神を持ち合わせた人体というものを対象にしているわけだから、わからないことだらけであるからこそ面白いと思うのに、あまり生命の仕組みが解明されてわかりすぎると却ってマイナスの面が生じることもある。皮肉なことによく吟味されないうちにその医療技術の進歩が一人歩きしているため、植物人間とか移植などの問題が生じてきている。しかもこの問題は理屈で考えても駄目なことが多く、やはり感情に関係しているので言葉で教えるのは大変難しいように思われる。やはり指導者が「からだ」で教える範囲であろう。

医療技術がいかに進歩しようとも、医療の原点はあくまでも人と人とが言葉を交わすことにあるわけで、人の心の痛みを感じ取れる医者を育てるには、それをよく知って「からだ」で教えることができる指導者が必要であることを痛感する。昨今の先生方は平均化されて、いわゆる名物教師が減ってしまったことは由々しいことであり、味のある指導者がたくさん出る世の中になってほしいと思う。

医師の進路決定

医者が自分の専門の科をどのように決めているかということは、あまり知られていない。医学部を卒業すると、その時点で内科とか外科とか小児科などの科を選択することになるわけであるが、これは殆ど本人の希望、自由意志にまかされている。だから、ある年の卒業生のうち、何人が内科へ進むのかということは非常に流動的である。ある医大では、内科に看板教授がいて、卒業生の大半が毎年その内科へ押しかけるといった現象が続いている。もし、教授が定年間際であったりすれば、その教授の所属する科への入局者が激減したりする。

外科の中でも脳外科とか心臓外科などへ進むかどうかは、卒業直後ではなく、一般外科の研修を終えた数年後に決められることが多いが、これらの科への志望者は少ない。あるいはまた、皮膚科とか耳鼻科といった科へは毎年数名ずつしか入局せず、科によってはある年一人も入局者がいないということもある。こうなると医局の人事に支障を来たして、その科の被害甚大であるが、もっと切実なのは解剖学や生理学などの基礎系の学科に進む者が殆どいないことである。

会社員なら、入社すればどこの課へ行くのかという配属は会社が決めるわけであるが、医者の場合は本人の意志で好きな科へ進むことができる。だから、時には傍から見て内科に向いていると思われる者が、外科に進んでしまうようなこともある。卒業後外科へ進み、二年目に外科は自分に合わないと悩み始め、揚句のはてに自殺してしまった者もいる。また、逆に医学部卒業後一年目は小児科、二年目は外科で研修を受け、三年目には総合病院を開設してしまった強者もいるが、これらは例外的である。

途中で科を変更する場合もある。卒業後麻酔科に進み、二年間麻酔ばかりかけていたが、どうも性に合わないといって内科へ転向した若い医者がいた。仮にY医師とでもしておこう。麻酔科というのは特殊な科で、手術の際に麻酔を担当するのが主な仕事である。通常手術前に一度患者さんを診察するだけで、手術記録用紙に病気の大まかな経過や検査データを書き写すことになっている。あとは手術中全身麻酔をかけてしまえば、患者さんの意識はないので、患者さんと言葉を交わすことはない。そして手術が終われば、麻酔科医の手から通常は離れてしまう。このように意識のない患者さんばかりを扱っている麻酔科医が内科へ変わったとしたらどうなるであろうか。

Y医師はなかなか患者さんと上手にコミュニケーションを取って診療をしていくということができなかった。患者さんに何か病状の変化が起こると、まず患者さんの訴えを聞き、診察をし、何が起こったのかということを考えて対処するのではなく、血液を調べて少しでも異常があれば、それを是正すべく薬を使用したり、点滴を落としたりしていた。これは、麻酔科にいた時、患者さんが言葉を発することができないため、手術中に患者さんから得られる情報としては、血圧や脈拍とか心電図や血液のデータなどで、これらが一定の範囲内に落ち着くようにしか治療ができなかったことの名残りであろうか。

手術室というところは、いわば密室のような所で、患者さんの家族はもちろん中へは入れず、しかも多くの場合患者さんは意識がなく、言葉を発せられない状態におかれている。このような物言わぬ患者さんとばかり毎日接していれば、自然にこのような対応をするようになっても致し方ないだろう。このことは最近、各地にできつつある集中治療室と言われるものの多くが、麻酔科によってその運営がなされていて、病室の構造そのものが普通の病室と異なり、家族が自由に面会できないように作られていることと無縁ではないのかもしれない。

多くの場合患者さん側からみて、今自分が診てもらっている医師がどのようにしてその科の医師になっているのかを知る術《すべ》はない。精神科医をしばらくやった後、心臓外科医になったという極端な例もあるが、患者さんがもしその事実を知ったなら心中穏やかでないだろう。医学界では、最近専門医の認定医制度を設ける学会が増えており、今後はこのような途中での科の変更はできにくくなるものと思われる。

興味ある症例

医者同士が集まって勉強をしたり、情報交換をする研究会や学会で「われわれは興味ある症例を経験したので報告します」という表現がしばしば使われる。しかし、この「興味ある」という言葉には少々抵抗を感じる。というのは、医者がある意味で患者を馬鹿にしていることの表れでもあるような気がするからである。「興味ある」とはあくまでも医者にとってであり、患者側からすれば医者の興味本意でみられたのではたまらない。しかし「興味ある症例」という言い方はずっと昔からあったようだ。

また、最近の若い医者は症例報告と言って学会や医学雑誌に発表できるような患者さんには大変な興味を示すが、日常よく見かけるごくありふれた病気や、大した病気ではないが患者さん本人は苦しんでいるという病気にはあまり関心を示さない。つまり興味がないという傾向がある。これは医学教育に問題があるのであって、学問的に珍しい病気を教えすぎるのである。研究者の養成には必要なことかもしれないが、大部分の人は一般の臨床医になるわけだから、医学部教育を考え直す必要があると思われる。

何故こんなことを持ち出したのかと言うと、どうも「興味ある症例」ばかりを探すようなやり方では、知らず知らずのうちに医者は患者さんを一段低く見るようになってしまうような気がするからである。

だいたい、患者さんが医者の診察を求めた時点で、すでに上下関係ができあがってしまう。すなわち、医学的知識に関して全く無知である患者さんは、医者の側から見ればその意味で全くの弱者であるからである。医学には全く素人であっても別の面では玄人であるのだが、医者の前では医学に関して全く無力となってしまう。

この頃、「患者の知る権利」ということが叫ばれている。例えば、検査内容を知らせろとか、病名をはっきり教えてほしい、といったことだが、極端な例では、肝臓に障害があるというだけでは満足せず、一つ一つの細かい検査の数値まで教えろといった声が聞かれる。しかし、これは素人には少々危険のような気がする。検査値が正常でも病気は相当進行していることもあれば、検査値が異常でもたいして悪くないこともあるからである。

患者さんがどんなによく勉強しても、医者と同じレベルに到達することは絶対に無理であるから、知ることが却ってマイナスになることの方が多いと思われる。生半可な知識を元にいろいろ考えてもかえって不安になるだけで、これはと思った主治医にすべてをまかせる方が得である。時には病気のことを知ろうとするばかりでなく、治療内容にまで口をはさむ患者さん、あるいはその家族の方がいるが、医者にあまり良い感じを与えないので損をすることの方が多い。

この「患者の知る権利」の裏には残念ながら医師に対する不信感があるのだろう。つまり、医者があまり威張っているために、対等に扱ってほしいという患者さん側の願望から出てきているように思われる。「興味ある症例」という表現も、「患者の知る権利」もみんな医師と患者が真の意味で対等になっていないために生ずることだろう。昔からよく、医者と患者との関係がどうあるべきかといったことについてはいろいろなところで繰り返し述べられているが、こんな議論は本来なくてもいいはずである。医師も患者も同じ人間であり、両者はもともと対等である。医師は医学的知識を武器として、患者に対して優越感を持って接するために、対等であるべき関係がいつの間にか上下関係にすり変わっているだけである。もし対等に接していれば、決して学会や研究会で「興味ある症例」といった報告はなされないと思う。

一見興味がないように見えるごくありふれた病気でも、ちょっと見方を変えてあれこれいろいろな角度から検討していくと、いろいろな新しい発見をすることができる。それを発見する眼を養うことも医者にとっては大事なことである。また、患者さんから何かを学び取ろうとする、いわば人間好きな態度が、臨床医にとって不可欠な要素の一つであるような気がしている。

二度手間は省きたい

医者にかかって診断を受けたらもう一人の医者に診てもらい、前医と同じ意見かどうかを確かめる世に言うところのセカンド・オピニオンを求める動きが盛んである。自分が診断した結果と、もう一人の別の医者が見立てた結果とが一致するかどうかが試されるとしたら内心穏やかではない。しかし、残念ながらこのセカンド・オピニオンを聞いてよかったという例が多いことも事実である。

三十三歳のＳ子さんは一年前乳房のしこりに気付き、総合病院の外科を受診、過一回その病院の系列の大学病院より診察にきている乳腺外科の専門医より、乳がんの疑いがあると言われて手術を受けた。ところが最近また手術部位にしこりを触れるため、同じ病院を受診したところ、触診をしただけで再手術が必要と告げられ、唖然としたＳ子さんが相談に訪れた。知り合いの乳腺外科専門医に紹介すると、丁寧に診察と検査を繰り返した上、がんの可能性は低いので手術はせずにしばらく様子をみることになり、Ｓ子さんは小躍りに喜んだ。

五十二歳のＹさんは世に言う転勤族で、中国地方のある都市に単身赴任中、人間ドックで胸部Ｘ線写真上、異常陰影を指摘され、彼の地の市立病院呼吸器外科受診となった。そこで肺がんと診断され、即刻入院して手術が必要と言われた。東京の留守宅をあずかる奥さんは、ご主人を上京させ都内の大学病院呼吸器科へ連れていった。詳しい検査の結果、断定はできないが肺がんよりむしろ肺結核の可能性が高いからと、抗結核剤を半年服用することになり、陰影は徐々に小さくなった。最初の病院の外科医がどうして胸部X線写真をみただけでがんと診断し、手術をするように脅かしたのか、Yさん夫妻はやりきれない気持ちでいる。

五年前に検診で心雑音が見つかり、関西地方のある大学病院へ紹介され、心臓弁膜症の診断の元に人工弁置換術を受けた四十歳のAさんが、最近心臓外科担当医より胸部X線写真上、心臓の陰影が大きくなってきたからと利尿剤の服用を指示された。これを聞いた友人がAさんを連れ立って遠方から受診された。拝見すると、利尿剤を飲む理由は見当たらず、それより何より恐らく手術前の弁膜症は軽く、手術の必要はまずなかったと思われた。しかし、心臓の中に植え込まれた人工弁を取り出すことはできない相談である。

大学を卒業したばかりのIさんは、首の腫れに気づき、近医に相談したところ、甲状腺が悪いからと、その先生の出身大学の腎・内分泌科というところへ紹介された。そこでは甲状腺機能亢進症と診断され、薬物治療が始まった。ところが服用二週間後全身のかゆみが出現、担当医にそのことを告げると、それなら手術で切るしかないと言われ、同じ大学病院の甲状腺外科というところへ回された。それを聞き及んだ友人が、知り合いの甲状腺専門の内科医に診察をあおいだところ、手術は不要と言われ、別の薬を処方された。二か月経過後、首の腫れはいくぶん残っているが、甲状腺機能はほぼ正常化し、首に傷痕が残らず良かったとIさんは胸をなでおろしている。

このような話を聞かされることが日常的になってしまったが、医療環境がこのように劣悪化してしまった原因は、医者の技量の低下、医者の野心、医学界のデータ至上主義など根が深い。巷間《こう》伝えるところによれば良い医者捜しのために全国行脚する者があると聞いて、思わずため息をついた。

学会は何処へ

春の到来と共に、桜をはじめとする多くの花がいっせいに見る者の目を楽しませ、樹木《きぎ》の若葉は色、形、相伴って新しい生命の息吹を感じさせてくれる。この季節は、われわれにとって春の学会シーズンの始まりでもある。

手前味噌で恐縮だが、循環器学会会場は例年混雑でごった返す。その大きな理由は、予想されていたことではあるが学会が始めた専門医制度にある。循環器専門医制度なるものの発足により、循環器を専門とする医師で中年を過ぎた者は書類審査、若い者は試験により、循環器専門医の認定を学会が行うようになったのである。この審査や試験のためには受講料を支払わされ、合格すると今度は認定証交付の名目で多額の料金を取られる仕組みになっている。しかもこれを五年ごとに再審査を行うと言い出したのである。一度専門医の認定を受けてから五年の間に学会へ出席したり、各種の講習会に参加したり、論文を書いたりして所定の単位を取得しなければ、専門医の資格を剥奪《はく》するというのである。再審査、再認定にはもちろんまた料金を徴収される。というわけで、専門医の資格を持つ学会員が単位取得のためにこぞって学会場へ押し寄せ、大混雑をもたらすのである。学会場の一隅に設けられたコーナーでは、学会出席を証明するスタンプを求めて群がって来る医者の血走った眼が、異様な光景を醸し出す。スタンプを押してもらうと、学会の講演も聞かずにそそくさと立ち去る者も見かける。同僚の一人は学会の会期中、駅でタクシーに乗って行き先の学会会場を告げたところ、運転手さんに「お客さんもスタンプをもらいに行くのかね」と言われたくらいだから、笑い話ではすまされない。

医学関係の学会数は鰻登りに増えてきた。一年中殆ど休みなく何らかの学会が開かれている。そんなに多くの学会で講演発表ができるほど数多くの研究が次から次へとできるはずはないから、勢い同じデータをただ違う角度から分析したもの、いわゆる二番煎じ的なもの、すでにわかり切っていることをただ新しい高価な機器を使用してやり直したといった類の発表が増え、内容はマンネリ化している。学会へ出かけてもぜひ聴講したいと思う講演は減り、退屈になった。そんなこんなで、専門医制度の導入は皮肉にも参加者の減少を食い止めるのに一役買うことになってしまった。いくつもの専門医の資格を持つ外科医は、その資格を維持するために各学会へ出席していたら手術する暇がないと悲鳴をあげている。

学会を開く側からすると会場の手配や準備などに多額の費用がかかるわけで、それが今一年中続くというのは、この国の裕福さ？の証なのだろうか。世界の歴史を振り返ると、その時代時代で一番金持ちの国に共通してみられる現象が二つあるという。世界中の海老がその国めがけて輸出されることと、博覧会が数多く開催されることだそうである。最近の日本はまさにこの二つが起こっている。学会が年間を通して開かれることも、この金余り現象と無縁ではないのだろう。何といってもバックには医療産業が控えているからである。国内ばかりでなく、国外で開催される国際学会にも、今や日本人が顔を出さないものはない。アメリカでの学会ともなると、アメリカ国外からの参加者の筆頭はいつも日本人である。

遠い昔、一年かけてそれこそ精魂こめて行った貴重な研究を年一回の学会で発表した時の感激を話して下さった恩師のことが思い出される。今や完全に主客転倒し、学会で発表するためのデータを何とか間に合わせで作るということが何の疑問もなくまかり通るご時世となってしまった。大いに自戒反省すべき曲がり角にきていることを、真剣に考えるべきだろう。

日本の医者は優秀か

一人の医者が一人前になるまでにどのような教育を受け、どのように勉強しているかはあまり知られていない。というより、一般の人はあまり関心がないといった方が正しいだろうか。第二次大戦後の日本は、すべてがアメリカのあとを追うことになったが、医学もまた例外ではない。一例として卒後研修制度としてのインターン制度の導入があげられる。これは終戦直後より約二十年間続いたが、廃止されて現在は行われていない。インターン制度とは、将来どの科に進む人も医学部卒業後一年間は、内科、外科、産婦人科、小児科、耳鼻科、眼科、皮膚科、精神科、麻酔科などのあらゆる科を数週間ずつ研修するものであった。一年間のインターン生活修了後、医師国家試験を受け、合格すると初めて医師になれた。

インターン制度廃止の裏には、インターンが研修病院で労働力としてのみ使われ、きちんとした教育が行われず、しかも無報酬のいわばただ働きだったことも原因である。インターン制度が廃止されて以来、医学部卒業直後に国家試験が行われることになり、合格すれば医師になれることになってしまった。眼科とか皮膚科などへ直接進んだ人は、ごくありふれた病気である糖尿病とか高血圧などのことも知らずに医師となってしまう。それなら在学中に充分な臨床実習を受けているかというと、そうではない。

昔は医学部を卒業すると殆ど全員が自分の出身大学に何年間か残って勉強をした。しかし、そこにいる教授を含めた教育スタッフの人達は医学はできても、患者さんを診察して治療する能力、すなわち臨床医としての腕は一般的には良くなかった。これは、実験的な研究をしていれば学問の世界での評価は高くなるが、若い人の臨床教育に力を入れても全く評価されないばかりか、自分を犠牲にしてまで教育に熱を注ぎ込むと、周囲から却って冷たい目でみられるといったことがあったからである。したがって医学部の学生達にも、学問としての医学は教えても臨床医学は教えていない。

いや、教えたくても教科書がない。大抵は英語で書かれたアメリカ医学の教科書の受け売りである。名医といわれる日本の大学の偉い先生達の多くは学問にすぐれていても、患者さんをきちんとみていないので、症例の積み重ねがない。だから日本人の患者さんを中心に書かれた教科書が存在しない。たくさんの患者さんを毎日熱心にみている本当の名医は街にたくさんあふれているが、その人達は忙しすぎて本など書けない。要するに、日本の医者のために、日本人の患者さんの統計から書かれた医学の教科書は皆無である。

このように、日本にはアメリカ式の教育システムが育たない土壌がいっぱいあり、すぐれた臨床医を育てようという気運は、医学界にも厚生省にも、民間にもどこにもない。日本には卒後研修制度はほとんどなきに等しい状態であるにもかかわらず、駄目な医者ばかりがあふれてしまって日本の医療は目茶苦茶になっているかというと、欧米と比較してみても全体としては結構うまく行われているようにみえる。これは一人一人の医者が自分で勉強しているからで、そうだとしたら日本の医者の素質は非常にすぐれているということになってしまう。

日本人のいろいろな物の学び方をみていると、師匠について直接手取り足取り教わるというより、丁稚奉公から始めて弟子はひたすら師に仕えて師のいい所を盗んで自分のものにしていくという学び方が好まれる。いわゆる徒弟制度であるが、これは日本人そのものの素質がよくなかったら成り立たない。以前厚生省の命を受けて、WHO主催の国際医学教育ワークショップに参加するために、二週間オーストラリアのシドニーに出かけた時、他の国の医師達から逆にこの点を指摘されて、ハッとしたことが思い出される。

10　本当の名医

「ムンテラ」上手は名医

医者が患者さんやその家族に病状その他の説明を行うことを、医者の世界では「ムンテラ」と言う。これは、ドイツ語のムント（口）とテラピー（治療法）とを縮めてつくった言葉で、いわば医者が口（話術）で行う治療法ということになる。日本ではこのムンテラ上手なお医者さんは患者受けがいいようだ。

日本はムンテラ天国だ、と言ったあるアメリカ帰りのドクターがいる。専門的な医学的知識をあまり持ち合わせていなくても、話術が巧みでムンテラがうまくできれば、評判のいいいわゆる名医になれることを言ったものだ。西欧と日本とを比較すると、よく言われるように西欧には科学を信ずる国民性があるので、医者にかかる場合医者に求めているものは医師の持つ科学的な専門知識が主である。ところが、日本では患者が医師に求めているものは、多くの場合医者の持つ科学的知識というよりは、むしろ精神的な安心感とか支えとか言ったもののようだ。したがって、「あなたの病気は肺がんで、治療すれば五年後に生きている確率は七十%でしょう」などと言っても、ほとんど駄目な医者になってしまう。だから死ぬまで嘘をついて常にあいまいな表現を用いて患者さんを安心させてあげられるように振舞うわけである。

もう一つ、心筋梗塞を例にとって考えてみよう。「御主人の病気は急性心筋梗塞です。ここ一両日がヤマで、心臓のことですから突然心臓が止まることもある大変危険な病気です。三、四人に一人は死亡しますので、最悪の場合のことを考えて覚悟しておいて下さい」などと入院時に言っておく。そうすれば大多数の例は合併症も少ない軽症のものが多いので、病状が好転した退院時には、「先生のおかげで命が助かりました」と言って帰っていく。非常に軽い心筋梗塞でまず九分九厘助かると思っても、日本では「危ない」と告げておいたほうが良い。これを続けていると、あの先生は見立てがいいとか、腕がいいとかいう評判がたち、名声がますます高まって患者さんが集まってくる。

これとは対照的に、学問的に非常に優れていて常に本を読んでよく勉強しているとても立派なお医者さんがいたとする。しかし、ムンテラの仕方が下手で「心筋梗塞を最近四つのタイプにわけますが、御主人の場合はそのうちもっとも軽い方に属し、今までのデータからみてもまず命は助かると思います」などと得意気に言ってしまって、もし入院中に急死でもしたらこのお医者さんの評判はガタ落ちとなる。

どうも日本人はあまり科学を信じないというか、科学的な思考法に向いていない国民のようで、「この病気は今すぐに手術をした方がよいのですが、手術死亡率が五％あります。もし手術をしなければ、あと十年生きる確率は五十％でしょう」といっても、大抵の患者さんは困惑するだけである。そんな科学的なデータは抜きにして、患者さんの性格をみて「手術をした方がいいですよ」とか、「手術しないで様子をみましょう」とか言ってあげた方がよいお医者さんと思われるようだ。

最近の日本は医学情報が一般大衆の間に氾濫しすぎていて、例えばがんについてもマスコミの人達が「がんはこわい」と宣伝しすぎてしまったため、お医者さんが非常に迷惑を被っている。胃がんの場合に殆どの例で胃潰瘍という病名を告げているため、本当に胃潰瘍の場合に、胃潰瘍と告げても患者さんの方は逆に胃がんだと思い込んで悩むという現象が起こっている。西欧社会では「個人」というものが確立しており、がんだとはっきり告げて、「抗がん剤を使ってもあと三年しか生きられないでしょう」と言える。宗教という拠り所もあり、とにかく病気を自分一人で受け止められる下地がある。

最近はがんでも早期のものは治るものがあるし、また治療上、病名を隠すことが困難な場合にははっきり告げることがある。もちろん相手を見て言わないといけない。科学的な過去のデータをありのままに示して、真の意味での「ムンテラ」がいつでもできるようになることを望むが、やはり日本ではまだまだ道は遠いようだ。

病名告知

亡くなられた昭和天皇の病名が生前正しく報道されていなかったことが、死後明らかにされた。すなわち、偽りの病名が発表されていたのである。もっとも某報道機関ががんであるというニュースを生前に流して、宮内庁からお叱りの言葉を頂戴したこともあり、がんではないかと想像していた人は多かったであろう。亡くなられた直後、病気は実はがんであったとの発表がなされても、人々の驚きがそれほどではなかったことからもそのことが伺える。昭和天皇御自身は、伝えられる限りでは真の病名を告げられずに亡くなったことになる。このことは、言いかえれば病名告知の問題である。「告知」という言葉からは、告知義務、受胎告知などの例のように何か硬い感じを受ける。

一般に新聞や雑誌などでよく取り上げられるのは、がんを告げるかどうかという問題である。ある商社のニューヨーク駐在員の奥さんが胃がんを発病し、アメリカ人医師から胃がんであることを告げられたところ、思い悩んだ挙げ句の果てに自殺したという話を聞いたことがある。アメリカでは真実を告げないと治療が始められないという事情がある。本人がたとえうすうすがんであると感じていても、医者から真実を告げられて精神的に参ったという話も枚挙にいとまがない。

昭和天皇は自分の病気が何であるかを知らずに亡くなられたのであるからかわいそうだという人が

いるが、果たしてそうであろうか。手術後にがんであることを告げていたら、もっと充実した時間の過ごしかたをしたかもしれないとか、やり残したことを完成するよう努力されたかもしれない、などという意見も時々耳にする。しかし本来一日一日を精一杯充実して送っていればよいのであり、大体において高齢になればなるほど、たとえ病気でなくてもあまり先が長くないと思うのが普通であろう。

病名を告げる以前の問題として、病気の診断をすることはいつもそう簡単ではない。素人の方からみると医者はすぐに診断がつけられると思うだろうが、実際はそうではない。昭和天皇の御病気も、最終発表は十二指腸乳頭周囲腫瘍というややこしい病名であって、要するにがんではあるがその原発がどこか、確定できなかったのである。医学というものはそのくらいいい加減なもので、大変にあやふやな基盤の上に成り立っている。

診断をつけることができないまま、ただ経過をみている患者さんは案外多い。これかもしれない、あれかもしれないと思いながらみていくのである。

よく「先生、私の体はどこが悪いんでしょうか」と聞かれて、返答に困ることは多い。これだけ医療機器が発達しているのだから、病気の診断なんていとも簡単につくと思うかもしれないが、実は臨床医学はわからないことだらけである。恐らくこうだろうと思いつつ、勝手に仮の病名をつけてとりあえず治療を進めていく場合は多い。その途中で何度も軌道修正を行う。患者さんの方は恐らくそうは思っていないだろう。これをもし誤診だというならそうかもしれない。

大体病名をつけること自体はそれほど重要とは思われない。患者さんに病名をいつ、どのように告げるかという問題は、ケースバイケースである。同じ病気の話をするにしても、相手によって話し方を全く変える必要がある。

亡くなられた昭和天皇の場合は、侍医長と患者である故陛下との間にできあがった人間関係の中で、侍医が判断して病気の説明をすればよいのであって、他人がとやかくいう問題ではない。がんであることを告げる方が良いと主張される方の多くは、どうもアメリカ医学の影響を受けているように思えてならない。

人間相手の医療の現場にあっては、何事も患者さん次第でこちらの対応の仕方を変えるのが筋であって、がんはすべて宣告すべきであるとか、いや宣告しない方がよいとかいう議論はもともとおかしいのである。患者さんにとって大事なのは病名より、これから先の見通しではないのだろうか。

嘘も方便

長年外来へ定期的に通院していた患者さんが、突然顔を出さなくなることがある。どこかへ転居するような時には今までの経過を書いてほしいと言ってくるのが普通だから、何の連絡もなく急に来院しなくなる場合はたいがい悪い知らせである。今年もまたそのような患者さんが何人かいた。

Ｋさんは今年の夏以降外来に姿を見せなくなった八十九歳の男性である。不整脈のために通院されていたのであるが、最近は足腰が弱って、奥様だけが御主人の病状を話されて帰ることも多くなっていた。その奥様も見えないので、どうしたのかと気になっていた。

その矢先にＫさんの次女という方から手紙が届き、「父はこの八月に他界しました」とあった。何でも春にＫさんの奥様が交通事故で死亡し、その後Ｋさんは元気がなくなったとのことだった。Ｋさんの心臓の状態は少しずつ悪くなっていたが、毎月外来へ見える度に「お変わりありませんよ、お大事に」と励ましていた。娘さんからの手紙によると、この私の一言がＫさんの生きる支えになっていたと書かれてあった。心臓の状態は実は良くなかったのだが、高齢でもあったので、「心配ありませんよ」と嘘をついていたのである。つまり実際の病状より軽く話しておいたのである。

逆に実際より重く告げることもある。Ｔさんは御主人と二人で小さな中華料理店を営んでいた五十五歳の女性で、三年前近くのお医者さんから結核性胸膜炎と診断されて送られてきた。見ると重症の弁膜症による心不全であり、検査の結果、障害された心臓の弁を人工の弁に置き換える手術は無理であるとの結論に達した。心臓の機能の低下が著しく、もし手術をすると生命を失う確率が高かったのである。

Tさんは三年前に入院するまでは、疲れやすいということは感じていたが、自分の心臓がそんなに悪いとはもちろん思ってもいなかった。そのため、手術ができないほど心臓の状態が悪いということをなかなか理解できなかった。それまでは長男夫婦と小さな孫二人と同居していて、昼間は孫の面倒を、夜はお店の手伝いをする毎日であったが、それを強引にやめさせるために嘘をついた。すなわち、それまでと同じ生活を続けるのであれば、あと半年か一年の命かもしれないと。

Tさんの御主人が幸いにも大変に心温かな人で、お店は息子夫婦にまかせることになり、Tさん夫婦は別に家を借りて、孫の面倒を見なくてもよいことになった。御主人がTさんの世話を一切する態勢ができあがったのである。

それでも一年と経たないうちにまた具合が悪くなって再入院するだろうと思っていたところ、三年経った現在も入院せずに何とかすんでいる。三年前は、冷たいと思われてもよいと思って、少々きつい調子で「悪い、悪い」を連発した。

昨今、医者は患者さんに病状をありのままに話して、患者さんに治療の選択権を与えるべきだという声を聞く。もし、患者さんが医者に対して純医学的な意見のみを求めて医療機関を訪れるのであれば、それでよいだろう。しかし残念ながらわが国の人間関係は、西欧社会のそれと違って大変にウェットで、医者に対して科学的意見を求めてくるより、「先生にすべておまかせしますのでよろしく」と言って完全に寄りかかってくる場合が多い。

このような社会では病状について一から十まで患者さん本人に話せないことは多い。相手によってこちらの出方を変え、時には嘘をつかなければならない。ある場合には実際の病状よりも軽く、またある場合には実際よりも重く話すのである。もし、ありのままを誰にでも話していたら、恐らくこの国の医療は成り立たないように思われる。

この世の中はまことに嘘でかためた世界とはよく言ったものだが、少なくとも高齢な患者さんには、たとえ病状は悪くなっても「良くなってきましたね」と言った方がよい場合が多い。逆にあまりこちらの言いつけを守れそうもない人に向っては「少し悪くなっていますね」と言うと、自戒してくれることもある。

医療は元々ケースバイケースであるから、時には「嘘も方便」が許されてよいように思う。それなのに最近は本当のことを話して患者さんに治療の決定権を与えるべきだ、などという外野の意見がうるさくなってきたのはどういうことなのだろうか。

病気の説明と患者さんの同意

酒店を営む五十七歳のYさんには二人の息子がいて、長男が医大を卒業したばかりの医者の卵、次男が家業を継いでいる。最近、仕事中一瞬目の前が暗くなり、頭から血の気がひいていくような感じを覚えることが頻繁にあり、また動悸や息切れも出現しているとのことで知り合いのドクターから紹介されてきた方である。調べたところ、心臓から全身に血液が出ていくところにある大動脈弁に障害があって、心臓から大動脈に一度出された血液がまた心臓に戻ってしまう大動脈弁逆流という病気であることがわかった。しかも重症で、かなり大量の血液が心臓に逆流している。もちろん若い時からこの病気があって、本人は気がついていなかったが少しずつ進行してきたのである。大動脈弁の障害がひどいばかりでなく、心臓自身も肥大と内腔の拡張が強く、心臓の筋肉自体の傷みも相当なものであった。この病気の特徴として、かなりひどくなるまであまり症状を認めないため、まさか心臓が悪いなどと本人が思ってもいないことである。たいていは中年過ぎにYさんのように病院の門をくぐることになる。

さて、治療をどうするかである。大動脈弁逆流は俗に言う弁膜症のひとつで、弁膜症の治療は原則的には障害された弁を薬で治すことはできない。ある程度以上に障害が進むと、障害された弁にメスを加えなければならない。いつ手術を行うかの決定は非常に難しい。Ｙさんの場合は病気が進みすぎていて、手術そのものによる死亡率が二十〜三十パーセントはあると考えられた。もし、手術が成功すればいろいろな症状がよくなって少しは活動度が増すだろう。ただし、障害された心臓の筋肉そのものの動きは改善しない。

では手術をしないでおけばどうなるかというと、あと二〜三年の命である。それもなるべく無理をせず、仕事はもちろんやめて、外へは出歩かないで、大事に心臓をいたわりながら生活してである。その上、この病気にはいつも急死ということがつきまとう。これは手術を行って、たとえ手術が成功したとしても、急死の可能性はある。いつという予想は全く立たない。

以上のような内容のことを奥さんと息子さんに伝えた。かなり時間をかけて説明したのだが、奥さんは手術をするなら一年以上先にのばして欲しいといった。これを聞いただけで、こちらの話を正しく理解してくれなかったというより、ご主人の病状が悪いと言われて少し混乱したのだろう。手術はしない方がよいという感触を得た。

Ｙさん本人とは、別の機会に二人だけで今後のことについて話し合った。ただし、放っておけばあと三年は無理だろうとか、急死の危険性については言う必要がないので告げなかった。Ｙさんは話を聞き終わると、これまでの自分の生きてきた生活史や、奥さんや息子のことを涙ながらに語った。そして手術するかどうかを一任するから決めて欲しいと言った。いわゆる「おまかせ」である。

医者が考えている病気に対する考え方や理解度と、患者さんを含めての一般の人が考える病気に対するイメージは相当にかけ離れている。治療に至ってはなおさらで、当たり前のことではあるが、患者さんの側は治ることを期待している。医者の側はその時点でやって悪くはないと考えられることを、過去のその病気に関する統計や実績に基づいて行うまでである。ある意味で、治療の大部分は実験のようなものと思ってよい。患者さんは手術をすればすっかりよくなって、正常な状態になることを頭の中に思い浮かべてしまう。普通の手術は傷を縫ったり、悪性腫瘍などの悪い部分を切り取ったりするのだが、心臓の手術の多くはいわば修繕をするようなものが多い。

今またアメリカの影響とやらで、医者は患者に病気の説明を行い、治療の選択権を患者さんに与えるべきだ、と叫ばれだした。しかし、日本では多くの場合核心にふれる病状の説明は避けて通らなければならないのが実状であり、治療法の決定に至っては、先生はどうするのが一番よいと思うか、と逆に問われるケースも多い。

本当の名医

「日本の名医百人に聞く」とか「現代の名医」などの表題で時々雑誌や本のタイトルに「名医」などという言葉が登場する。この場合の名医は、有名あるいは高名な医者の場合が多い。つまり名前の売れた医者である。どんな医者が名医かと聞かれれば返答に困る人も多かろう。普通は見立て、すなわち診断が確かで、病気を上手に治せる医者ということだろうが、そんなことは無理である。ある人にとって名医でも、別の人にとっては全く駄目な医者となることもある。医者の側からも患者の側からも、どのような医者が名医であるのかを決めることはそれほど容易なことではない。

こんな例がある。大手通信社の部長であるＡ氏は現在は五十代半ばだが、約十五年前のある時、つまり三十代後半の頃、仕事が忙しく眠れない日々が続いた。そのうちに胸全体が一日中圧迫されるような感じになり、仕事も手につかない状態になった。Ａ氏は同僚の紹介で東京都内の某大学病院の教授で心臓病の権威と言われる「名医」の診察を仰いだ。外来で型通りの診察をしたあと、胸のレントゲン写真、心電図の検査に回され、それらを見た結果、その先生はＡ氏に「どこも悪いところはありませんね。狭心症ではないでしょう。」と言った。ところが「名医」が異常ないと言ったのに、Ａ氏の胸部圧迫感は一向になおらず、その後も続いた。

Ａ氏は心配になり、数日後別の人の伝手《つて》で私のよく知っている別の心臓病の老大家に診てもらうことになった。その老先生は外来でＡ氏の診察をすませるや否や、何の検査もしないうちに「入院してよく調べましょう。」と言って、その日のうちに即刻Ａ氏を入院させてしまった。実はＡ氏はこの「入院」という言葉を聞いてホッとしたという。

入院後いろいろ調べたが、もちろん検査成績には特に異常を認めなかった。そして約十日間入院しているうちに胸部の圧迫感はすっかりなくなってしまった。入院後わかったことだが、その先生は入院患者からの信頼が厚く、毎朝回診して手で胸と腹とをさわるだけで、患者さんが皆安心するという評判であった。

Ａ氏はその後仕事に安心して精を出せるようになり、海外勤務も無事にすませることができた。Ａ氏はこの先生を「本当の名医」と言った。命の恩人とも言った。あの当時は中間管理職にあってストレスもいろいろと多く、休息が必要なだけだったろうが、恐らくあの老先生は、診察室へＡ氏が入った途端にそれを見抜いて入院をすすめたのだろうとＡ氏は述懐している。

先の大学病院の先生は病気を診る名医、後の老先生は病気を背負った病人を診る名医であると言える。どちらも名医であることには違いない。このケースでは後の先生の方に軍配があがったわけだが、別のケースでは前の大学教授の方がよいという場合もある。名医の条件として、このように患者の心を見抜く力も必要であるが、それ以上に医学的にすぐれていなければならない。よく勉強して医学的知識を絶えず仕入れ、一方で患者の心をつかむ経験を積み、そしてこの両者のバランスが取れていることが重要である。だからある程度年を取らないと「本当の名医」にはなれない。若いドクターにはこれがなかなかわかってもらえない。病気でもない、検査成績に何の異常もない人を入院させても何の勉強にもならない、などとこの老先生を馬鹿にする若いドクターはたくさんいた。

とにかく、患者さんに満足感を与えるような治療を行わなければ、いかに正しい診断、治療を行っても駄目である。少なくともその患者さんにとって、この先生はいい先生だと言わせるようにならなければならない。この基準は各人によって違うだろうから、その人その人に応じて医者の方は別な対応をする必要がある。特に死に臨む患者さんの場合は、「いい先生に診てもらえて自分は幸せだった。」という感じを患者さんに抱かせれば、本当の名医であろう。「上医は国を医《いや》し、中医は人を医し、下医は病を医す」とは晋《しん》書の中の一節であるが、「名医」ということを考える時にいつも浮かぶ句の一つである。

名医の駆け出し時代

　手術のうまさに定評のある婦人科医K先生のもとには、卒業したての研修医が全国から集まっている。その辺の事情を知る患者さんの中には、手術室で本当にK先生が執刀してくれるのかと不安を抱き、「先生ご自身が絶対に執刀してくださいよ！」と手術前に念を押す人があるという。実はK先生は手術の何割かを研修医にまかせている。

　K先生は患者さんを騙しているような気がして、申し訳なく思っているとある時打ち明けてくれた。今でこそベテランの婦人科医として名を轟かせているK先生も、駆け出しの頃は手術の腕が未熟で多くの患者さんに迷惑を掛けてきた。K先生自身若い頃先輩の先生の患者さんを手術させてもらえたからこそ今日があるのだから、今度は自分が後輩を育てる番だという。研修医といえどもどこかで独り立ちさせなければならない。

　話かわってある医学部の外科の医局では、卒業後一年間は大学付属病院で、一般消化器外科、胸部外科、脳神経外科、小児外科を三か月ごとにローテーションして研修を受けることになっている。

　二年目になると俗に大学の関連病院と呼ばれる施設へ、一名ずつ出張研修と称されて派遣される。

医学生時代は小説を読み耽っていた文学青年という形容がピッタリのN先生は、内科開業医の父親に反発して外科へ進んだ。医師であるならメスが持てねばという思いからであった。

N先生はこの研修医システムにのっとって東京近郊の病院へ赴任、そこで受け持った胆石の患者さんを生まれて初めて自分が全責任を持って執刀することになった。しかし、不運なことに手術ミスから患者さんを失い、そのショックでN先生は自殺してしまった。

狭心症といわれて服薬中の五十二歳のKさんが、ある夜半突然いつもと違う胸の痛みに襲われ、救急車で通院中の大病院へ運ばれた。その病院は二年前胃の痛みで受診、胃カメラなどの検査に異常がなく、それなら狭心症かもしれないと、その発作予防薬が処方されていた。

当夜の当直医は研修二年目のC先生で、Kさんを急性心筋梗塞と診断し、入院させて今はやりの治療を開始した。翌朝循環器のJ先生が診察すると、どこにも心筋梗塞を疑わせる所見がなく、恐らく単なる胸の筋肉痛だろうと診断した。患者さんにとっては不幸中の幸いというべきか、もし救急外来でJ先生の診察を受けていたら、入院せずに帰宅できたところである。

内科当直のC先生は、あれほど胸を痛がる時は心筋梗塞に違いないと主張した。入院時の心電図にその兆候が全く見られないのは、発症早期だから変化がないとの意見で、なるほどC先生は勉強家である。医者は自分の下した診断にケチをつけられるのをいやがる傾向があるが、C先生は並み居る看護スタッフの眼の前で自尊心を傷つけられたのだからたまらない。

ご丁寧にもC先生はKさん家族にも急性心筋梗塞であると説明してあった。循環器科のJ先生がこれを訂正して、そうでないと言ったら、病院全体の信用問題にもかかわってくる。

研修医を多く抱える大病院のある院長先生は、だから「まさに綱渡りですよ。」と言い放ったが、大病院はこのような目に遭う可能性をある程度覚悟しておかなければならない。いかなる名医も駆け出し時代を思い出せばこのような失敗があったはずで、今日もまたどこかで似たような悲喜劇が繰り返されているのだろう。

ウェットとドライ

うっとうしい梅雨の季節が毎年やってくる。どんよりとした灰色の空が続くと、カラッと晴れた夏の空が待ち遠しい。しかし、この雨も稲作にとって重要であることを思い出せば仕方がない。

このじめじめした季節は一年のうち一か月足らずというのに、日本人の人間関係は真にウェットである。四方を海に囲まれた小島国であるから、梅雨以外の季節でも湿度が高く、ウェットである。このことが義理人情を大切にする国民性につながっているのだろう。ウェットな人間関係とは、つまり親子、兄弟などはもちろんのこと、上司、部下などもお互いに依頼、依存の関係にあり、寄りかかり合って生活しているということである。

この構図は日本の社会の至るところに存在している。したがって、昔からの付き合いを大事にして商取引などが行われることになる。談合とか、企業と役所の癒着が指摘されるが、それもこのウェットな人間関係に根ざすものであり、その良し悪しは別問題としても、とにかく日本の気候風土の中でできあがったもので、何千年もの歴史が背景にある。だから、今仮にこれを欧米のようなカラッとした人間関係に変えろと言われてもまず無理であろう。というより、気候が変わらなければ不可能である。島国の気候を大陸の気候に変えろというようなものである。

欧米では人と人との関係はドライである。一人一人が独立していて、たとえ親子の間でも日本のような依存の関係はあまり見られない。アメリカなどでは、あの広い大陸の中を人々が自由に行き交い、人がある組織を去って行く時などの「別れ」の場面もまたドライである。日本では人が去って行く時には必ず送別会なるものを盛大に催す。泣いたり、笑ったり、情にあふれた人間模様がそこにはある。人と人との間が湿っぽいからである。医者と患者との間の関係が最近よく話題にのぼるが、同じことがあてはまる。患者さんの多くは医者に精神的に強く寄りかかってくる場合が多い。またそれを求めている。時には病気そのものを離れてしまって、精神的な面のみが強調されすぎてしまうこともある。

何故このような話を持ち出したかというと、わが国では昔は医者と患者との関係は、この依存関係の上にのっかってそれなりにうまくいっていた。最近、医者は患者に病気のことをよく「説明」して、治療内容に関して「同意」を取りつけろ、と俄《にわか》にやかましくなってきた。今までだって大部分の医者はそれなりに説明をきちんとやってきた。

日本式の料理屋に行くと「おまかせ」というメニューを見かける。注文すると何の料理が出てくるかわからないわけで、全くコックを信頼していることになる。ああいうやり方は日本でしか成り立たない。アメリカのレストランでは、やれサラダのドレッシングは何にするかとか、付け合わせのジャガイモはどのように調理するかとか、かなり細かい点までオーダーさせられることが多い。

治療の内容を「説明」して患者さんに「同意」を求めろというが、もし全部を説明したらわれわれの治療は成り立たなくなるだろう。例えば、高血圧の治療をする場合に夥しい数の血圧降下剤の一つ一つにつき、その薬効とか副作用に至るまでいちいち「説明」して、「同意」を得るようなことをしたら、患者さんは却って不安になってしまう。「おまかせ」が良いのである。もっとも病院の外来では申し訳ないがそんなことをする時間的余裕がない。

日本にいると人間関係のしがらみの中で生きているという感じが強い。独り立ちしようとしてもなかなか周囲がそれを許さない。人間関係をなるべくこわさないようにと配慮しながら毎日の生活が営まれている。国をあげてドライな国のドライな人間関係を医師と患者との関係にまで持ち込もうとする動きがあるが、こんなにウェットな国にドライな人間関係を強要しようとするのは、医療の現場はもちろん、わが国民性を良く知らぬ者のなすこととしか思えない。

自然に帰れ

時代は変わったものである。日本の医療を視察にアメリカのドクターがやって来た。短期間ではあったが実際に病院へ入り込んで、日本の医者と行動を共にした。帰国前にそのドクター曰く、日本の医者は患者の前で科学者であると同時に、僧侶的な役割も果たしているのに感銘を受けたと。

アメリカでは医学の分野によっては、近年技術が進みすぎて医者の方がそれに追いついていけないという危機感が生じているという。器械を駆使して患者さんに何か形あるものを与えるという処置が優先する医療に、今反省が求められつつある。真の意味での学問的素養を有し、全人的立場から治療方針を決められるような医師像に期待が集まっている。日本へ来てみたら、そのような医師がたくさんいたことに感激したらしい。

このアメリカ人医師は多分に東洋的センスを持ち合わせていると言えよう。彼の考えによれば、人は生まれる時も自然なら、死ぬ時も自然がよいと思われるのに、昨今「死」に手をかけすぎると言う。

アメリカで生命維持装置と呼ばれるものが発達した背景には、「死」が怖いからなるべく死なせないように、死を遅くするようにとの考え方があったことは否めないと。事実、これにはいろいろな問題が生じてきて、現在反省期に入っている。

要するに「物」を使って何にでも手を加えすぎるのである。もう少し自然にまかせてよい場合も多いのではないかという考え方が、そこにはある。元来日本人の自然に対する接し方として、自然と融和して一体になろうという態度がみられるのに対し、欧米では自然がもっと厳しいためもあってか、自然とは対決しようという考え方が根底に横たわっている。このことがもちろん科学の出発点にもなっているのではあるが、自然に接する時と同じように、病気に対しても欧米の医者は対決しようと構えるのに対して、日本の医者は病人と共に一体となろうとする。これは、日本人の人間関係が大変にウェットでお互いの依存度が高いのに比べて、欧米では人間関係がドライで個人個人が独立していることとも関連している。

数年前黒部ダムを訪れた。ダム建設時の技術者の努力は並大抵のものではなかった。何しろ山の奥深くへ建設資材を運ぶのが一苦労で、非常な危険の中での作業が続いた。ダムの完成により電力の供給がまかなわれ、川の下流域での水害が減ることは、小学生が社会科で教わることである。

ところが、一方ではそれまで川上から川下へ向かって川の急流が押し流していた土砂がダムの底にたまってしまい、土砂が川下まで運ばれないということが起こってきた。つまり、川が海へ注ぎ込むところで土砂が堆積しないことになる。その分だけ海水が海岸を浸食することになるから、海岸線が後退してしまう。これを防ぐためにダンプで川の上流から砂利を運んできて、河口近くであの海岸線でよく見られるテトラポッドを作り、海岸線に並べているのだそうだ。

昔は川の流れが自然に河口へ運んでいた土砂を、ダムを作ったがために今はダンプに運搬させるという何とも皮肉なことが起きている。電力を得るために川の自然な流れをせき止めてダムを作ったら、長い間に思いもかけないしっぺ返しを被ったとも考えられる。この他にも日本各地のダムの中には、ダムの底に土砂がたまりすぎて、水深が浅くなり水がめとしての機能を果たせなくなっているものもあると聞く。何かを得んとすることの裏には、必ず損失、犠牲を伴うのは世の常である。

最近地球の環境汚染問題として話題になっているこの他の様々な問題についても同じことが言える。今以上に生活を便利にする必要はないように思われるのに、次から次へと何かが作り出される。

医療の分野においてもわれわれ医者の知らぬ間に技術が不必要に進歩していると思うことが多々ある。技術はそこにあれば、よく吟味されないうちに情報の波に乗って、全国で同時的に皆が真似をして利用し始めるという現象となって現れる。もう少し自然に逆らわぬ日本古来の考え方を生かすことも念頭に置いた医療を日々進めて行きたいと思ってはみたものの、技術の波は大きくて今にものまれそうになることしばしばである。

11　医者は病気を治せない

美しい医療

好きなピアニストの一人に、サンソン・フランソワというフランス人がいた。生前来日した際に彼の演奏会へ行く機会があったが、ときどき音を間違えて弾くのに、何故か人を非常に感動させる余韻を持っていた。音楽、絵画、彫刻といった芸術作品は、技巧的にいかに優れていても、人を感動させる何物かがなければ、聴いて、見てつまらない。サンソン・フランソワのピアノ演奏会では、弾き手と聴き手とが一緒になって会場にある種の一体感が醸し出され、聴衆はただ魅了されてしまう。

小さな子供に楽器などを教える時にも言えることだが、技術の修得のみに力を入れていたのでは決してうまくならない。子供ながらに、そこへ感情、魂をこめて弾かせる訓練を行う必要がある。少し成長したら本人が幅広く自己の人間形成に努めなければ、人を感動させる演奏は生まれてこないだろう。

人を扱う医療行為についても同様のことが言える。いかに医学的知識、技術に秀でた医師も、そこに人間性、人間的暖かみが感じられないと、病気の診断、治療は正しくできても患者の側は満足しない。

一般的に医師の側は正しい診断、適切な治療を常に念頭においており、そのためにいろいろな検査を行うことになるわけだが、患者の側の関心は病名よりも今後の見通しである。あるいは入院している場合には便通とか食事内容といった医師にとってはあまり関心がないかもしれないことが、患者にとっては最大の悩みのことがよくある。医師の方は病気に関連した事項にのみ関心がある。医師と患者のズレである。だから常に患者さんの最大の関心事が何であるかを探ろうと努力しなければ、美しい医療にならない。

救急医療の現場でもそうである。各病院にＩＣＵ（集中治療室）なる名称の施設が普及しているが、一度ここへ収容されると誰も何も指示しないうちに衣服は脱がされ、鼻に酸素のチューブが押し込まれ、点滴の針が刺し込まれ、膀胱にカテーテルと称する管が挿入されるといった処置が、一瞬のうちに医療従事者の手によって行われる。必要以上にこれが行われているところがおかしい。このような医療行為は決して誰の目にも美しくは映らないはずである。

人にはそれぞれのドラマがあり、同じ病気にかかっても人によって様々な受け止め方をする。その人の人間的側面を理解しようとしないで患者さんを診ていても、はたから見て決して美しい医療とはならない。人間が好きでなければ、臨床医はつとまらない。江戸時代の赤ひげ先生が思い出されるが、これは医師の人間性、人間的なゆとりに依存するのだろう。したがって修練途上の若いドクター達にこれを求めるのは酷かもしれない。なぜなら若い医師は余裕がなくて病気を診るのに精一杯だからである。しかしながら、小さな子供に音楽、絵画などを教える場合と同じく、若い医師を訓練する場においても、一人一人の患者さんの人間ドラマを考えて、美しい医療を行うことを心がけるように教えるべきである。

最近「脳死」の問題が新聞紙上を賑わしている。心臓移植などの臓器移植を円滑に進めたいとの願いがこめられているのは事実であろう。移植といっても屍体から取り出す角膜移植もあれば、左右二個ある腎臓の片方を移植する腎臓移植もあり、この辺までは許容できるのであろう。しかし、最近問題となっているのは心臓、膵臓、脳などたった一個しかない臓器の移植である。ここで考えておかなければならないことは、移植される側にも臓器を提供する側にも、それぞれドラマが存在するということである。これを抜きにして、ある一人の生命を助けたいとか、医学の進歩に貢献したいといういわば野心のみが先行するとおかしなことになる。

ルネッサンス以来、人の生命は何にもまして尊く、一分一秒たりとも長く生き延ばすことが是とされてきた。今、医学の進歩によりそれが必ずしもそうではなくなった。つまり、心臓移植の場合には、一人の生命を救うために、死にかけている別の一人の生命を犠牲にしているからである。生命倫理の根本的な見直しが要求されているわけだが、これはなかなか解答が出ないだろう。

交通事故で死にかけている人から、ただ事務的に「脳死」と判定して心臓を取り出すという行為は決して美しくない。サンソン・フランソワのような人を喜ばせる美しい内容の医療を行うことをわれわれは心すべきだろう。この「美」を追求していれば心臓移植も是認されてスムーズに行われるのかもしれない。

患者さんとの出会い

人の一生は様々な人との出会いによって思わぬ方向へころがっていくことがある。それは良い方向へ進む場合と、悪い方向へ進む場合とがある。人生を大きく左右するような人と出会うチャンスは、一生の間に数回であろう。学生時代に教えを受けた教師の感化を受けて、一生の仕事を決めたりするのはその一番よい例である。あるいは、結婚だって広い意味での人と人との出会いであり、結婚によって幸せになる場合と不幸になる場合とがあることを、世の中の様々なケースを見て人は知っている。

われわれ医師は正に多くの様々な人達と毎日出会う。その意味では客商売と何ら変わるところはない。たとえ嫌なお客さんがやってきても逃げるわけにはいかない。医師仲間で、「患者さんこそが医師にとって最良の教科書である」とよく言うが、まさにその通りだと思う。これは本来医学的な事柄について言ったもので、いろいろな病気や病態は教科書を読むより、実際の患者さんを通して学んだ方がより効果的であるということなのだが、もう一歩進んで人間観察を細かくすることによって社会のいろいろなことがわかり、それがまたためになる。どうも医者というのは、世の中では「世間知らず」ということで通っているようだが、病気だけに目を向けず、病人を見ていれば患者さんを通してこちらが学べることも多く、世間知らずにならなくてすむ一つの手だてではないかと思っている。

病院に勤務している時、ある方の紹介で入院してこられた敬虔なクリスチャンの方がいた。毎日回診に伺うと、私が病室を出る時に「ありがとうございます」と感謝の言葉を述べられた。これは簡単そうに見えて誰にでもできることではない。こうされると用がなくても何度も病室へ足を運びたくなるのが人情である。やはり感謝しながら毎日を生きている方は大変幸せなんだなということがよくわかった印象に残る患者さんの一人であった。

「ありがとう」の一言で人の心がなごむことは多い。昔は夜間の当直時に患者さんを診察すると「ありがとうございました」の一言を言って帰られる患者さんが多かったように思う。最近は真夜中だろうと診るのが当たり前だろうという態度を示す人が増えており、大変残念である。

患者さんの家族との応対からもいろいろな現代の世相というものが伺い知れる。「御主人の病気は心筋梗塞で、大変重症なのでここ二、三日がヤマです。できるだけのことはしますが、急に心臓が止まったりすることもありますので、今晩は病室に泊まってそばにいてあげて下さい」と、患者さんの奥様に話す機会がよくある。これに対する反応はさまざまで、それまでの夫婦関係がどうであったかがすぐ読み取れる。御主人が死にかけているのに、忙しくてそんなことは無理だと言われる方もある。

一見何の不自由もないように見える大会社の社長さんも実は家庭内不和のかたまりであったり、逆に貧しいけれど家族が助け合って生きている様を見せつけられることもある。母親を入院させっ放しで見舞いにもやって来ない政府高官の方もいるし、結局家族の協力がないと、こちらも治療に今ひとつ力が入らないし、患者さんの病状も好転しない。

われわれは人とつき合うことによって知らず知らずのうちに、お互いに影響を与え合いながら毎日を生きている。一生の間に自分の人生を変えるような人物にめぐり会えるチャンスは減っている。個性の強い偉大な指導者が減りつつあるのは世界的な傾向のようだが、社会の価値観が多様化している現在、やはり社会的に偉大な人物が出ないと後世にとって一大損失になるのかもしれない。感受性の強い若い時に大人物に接する機会がないのはかわいそうなことだ。

先の私の患者さんの一人は、少なくとも私の心に何らかのものをもたらしてくれ、ホッとした気持にさせてくれたという点で、非常に感謝している。毎日、今日はどんな患者さんと出会えるのだろうと思いつつ診療を行っている日々であるが、この仕事はどうも人間好きでないとつとまらない商売のように思う。

「死」に至る医学

この世に生を受けたものはすべていつかは死ななければならない運命にあるのは自明の理である。生物界には自然淘汰という現象があり、ある種の生物が増えすぎたり減りすぎたりしないように自然の調節機構が働いている。

ところが、人間についてみるとどうだろうか。わが国を例にとってみても、第二次大戦後急激に平均寿命が伸びて、世界一の長寿国となった。これには保健衛生の向上、医療技術の進歩が一役買っていることは間違いないであろうが、しかし一方で植物人間とか、寝たきり老人を必要以上に増やしているかもしれない。年取って具合が悪くなると、昔だったらいわゆるかかりつけのホームドクターがみて「老衰」と片付けて、「もう年だから仕方がないでしょう」と、医師も家族も納得していた。もちろん今でもこれを行っている心ある「名医」がたくさんいる。したがって、昔のお年寄りは自宅の畳の上で、家族や親類の者に見守られながら死んだわけである。

ところが最近はどうだろうか。お年寄りの体の具合が悪いと、医師も家族もすぐに病院へ入院させる。一旦大病院へ収容されれば、点滴をはじめとして体の中にいろいろなチューブやらカテーテルが挿入され、またＣＴその他のコンピュータを駆使した、非常に非人間的な近代医学の検査機器が待ち構えている。しかし、特に「死」を目前に控えた高齢者の場合、作家の遠藤周作さんもどこかで言われたように、お棺の中に入れられたような気持になるＣＴ検査などしてほしくないはずである。

経済大国ニッポンの貧困の一面だろうが、大部分の病院は人間が住むのに快適なようには作られていない。それまで六十～七十年間生きてきたのに、入院した途端に食餌の内容まで変えられてしまう。特に治療をしてもあまり改善が望めないような病気の場合にまで、いろいろな制限を加えることはどこかおかしいと思われる。がんの末期患者にいたずらに経管栄養を行ったり、抗がん剤を点滴するなどというのは全く馬鹿げている。よくなる見込みのない病気にかかった場合、医師と患者およびその家族との間で、死へのドラマが展開されていくのだと思う。患者が望んでいるのは検査をして正しい診断をつけてもらうことでもなく、また点滴などの「物」を与えてもらうことでもなく、お医者さんとできるだけ長い時間語らうことではないのだろうか。もちろん、こういったことをすでに行っているごく一部の施設もあり、「ホスピス」と呼ばれている。

極端な場合には、心臓が止まりかけたりした時、人工呼吸や心臓マッサージなどの蘇生術を行って数時間、数日間命を延ばすというまさに死人に鞭打つようなことが時々なされるのを見かける。全く無意味なことである。これは医学教育の貧困さの一面もあろうが、特に最近の若いドクターにこの傾向が強く、時には自分の治療法がうまかったから何日間生き延びたんだ、などと得意になっている光景さえみかける。患者さんを全人格的にとらえることができないだけである。

本当は助かる見込みのないお年寄りの方は、できれば家族に話して自宅へ帰せるようならそうしてあげるのが一番よいと思うのだが、病院へ入院させておいて手厚い医療と看護を受けさせてあげないと周囲から冷たい目で見られる家族の気持もあるのだろう。毎日のように現実にこれらのお年寄りを扱っている医者や看護師など医療従事者に聞くと、大多数の人が病院へ入院して死ぬことにノーと答える。

入院しているお年寄りは一様に寂しそうだ。最新設備の検査、治療など物質的な面では何かいいことをしているように見えても、四六時中家族に見守られていない。人間は年取るとまた子供に戻るという。子供は母親がいつもそばについていて世話をしてくれる。年寄りが病気になったら、今度は息を引き取るまで子供がそばにいてやるのが本来の姿であろう。

今、死の医学を見直すべき時である。生物界の自然淘汰をくずさないよう「老衰」という形で、できるだけ自宅で家族の者皆に見守られて死ぬのが、人間一番幸せなことのように思える。

誰も言わない大事なこと

心臓移植が欧米ですでに何千例も行われているのに、わが国では遅々として進まない。移植というのは元来たとえば皮膚の見えるところに火傷をした時、自分の大腿部の皮膚を一部取って火傷の場所に植えるわけだが、他人の皮膚ではやがて剥がれてしまう。これは拒絶反応と呼ばれるが、近年免疫抑制剤という薬が開発され、これをかなり防止できるようになった。つまり、腎臓や肝臓の移植、骨髄移植、心臓移植など他人の内臓を用いる移植は、すべてこの免疫抑制剤のおかげで可能となった。

腎臓移植の場合、腎臓は左右二個あるので、健常人から一個の腎臓をもらい受けて移植することにはあまり問題がない。ただなかなか適当な提供者がいない。また、いろいろな血液疾患に対して行われる骨髄移植は、赤血球など血液中の血球成分を造るいわば工場に当たる骨髄を、健常人の骨の中心部からぬき取って移植するもので、骨髄は全身の骨に存在するから、その一部を取って他人に与えても問題はないのだろう。

しかし、腎移植にしろ骨髄移植にしろ、移植を受ける前までは、移植を受ける人は何とか生きたいという気持から移植を望むのだが、移植の手術が終わって間もなくすると、自分の身体の中に他人の内臓がはいって、それによって自分は生かされているということから、他人を犠牲にしてまで自分の生を享受してよいのだろうかというい わば「責め」の境地に追い込まれることが少なからずあるという。これは、たとえ親兄弟など血のつながった者から臓器の提供を受けた場合でもそうである。

このようなことから、骨髄移植の場合には、患者さんが移植後これを悩んで自殺したりする例もある。そのため、最近では移植前から精神科医が移植を行う医療チームの一員に加わって、この精神面のサポートを行っている。つまり、移植を受ける前には考えてもみなかった重大なことに患者さんが移植後気付くらしい。

では心臓移植の場合はどうだろうか。心臓は各人に一つずつしかなく、しかも生まれてから死ぬまで休むことなく動き続けている。この心臓を移植するには、心臓が動いている間に心臓の提供者から取り出す必要がある。それで「脳死」ということを決めて心臓移植を推進しようとしているのである。心臓移植をやらないというなら「脳死」を決める必要はない。

心臓移植の場合も、腎移植や骨髄移植の場合と同様に、移植手術後自分を「責め」の境地に追い込むことがあるとしたら、この場合は事態はやや深刻である。なぜなら他人の命を一つ犠牲にした上で、自分が生きながらえることになるからである。もちろん交通事故などで、もし「脳死」の状態になったら、自分の心臓を他の誰かに提供してもよいと考える善意の人はいるだろう。しかし、この善意は移植後、移植を受けた人から必ずしも喜ばれないかもしれない。

更に、心臓移植に関してはもう一つの問題がある。それは、人間のこころである。人間の精神、すなわち心は現在のところ大脳の前頭葉に主として存在するものとされている。しかしながら悲しい時などに胸がキューッとしめつけられるようになったりすることがあるように、実際には多くの感情を胸の中の心臓付近で感じていることが多い。もし他人の心臓を移植されたら、その辺のところはどうなってしまうのだろうか。物事を合理的に考えられる欧米人にはこの辺のところは問題ないのかもしれないが、日本人の場合は必ずしもそうではないような気がする。

心臓移植、あるいは脳死に関してはどうも法律的にとか、医学的にとか技術面の検討がなされているだけで、移植を受けた人がどのような感情を抱くようになるかといった点について述べる人が一人もいないのに驚いている。心臓移植を行うことは医学技術的にはそれほど難しいことではない。医学は進歩してここまでできるんだぞという傲慢さ、あるいは医者の功名心だけが前面に出て、人間の本質が忘れられているような気がしてならない。人それぞれの持って生まれた命は永遠ではないはずである。

美しい死に方

施設内死亡が増加しているという統計が最近発表された。わかりやすく言えば、年取ってからの死に場所が、自宅の畳の上から病院に変わったということだ。

これにはいろいろな理由があるが、あまり美しい死に方ではないことが多い。したがって、最近は生まれる時も死ぬ時も病院という人が増えているわけである。

われわれが生まれる時はお産婆さんの手で取り上げられた者が多い。つまり、自宅の畳の上で呱呱《ここ》の声を上げた。最近の日本では医療機関以外のところで分娩が行われるということはまずない。そのおかげで新生児死亡率は低下し、いわゆる周産期の管理が進歩した。昔なら、流産、死産になっていた例が科学の力によって助けられているが、それがどの位の寿命を有することになるのか、よくわからない。やはり自然がよいのであって、あまり人工の手を加えるのはどうかと思うことがある。もちろん周産期医療を一生懸命やることは評価されてよい。

「生」を病院で扱うことはまだよいとしても、「死」の場合は病院が適当な場所かどうか疑問である。対照的な二つの例をあげたい。

親友の一人の父親が長年糖尿病を患っていたが、近くの開業の先生から治療を受けていた。八十六歳のある日自宅で亡くなったが、その数日前より少しずつ食欲が落ち、元気がなかったという。肺炎でも起こしていたのかもしれないが、子供達や孫達に囲まれながらの大往生であった。ところがあとで周囲の者が何故病院に連れていかなかったのかと、家族の者を責めたという。果たして責めるだけの理由があるだろうか。

やはり糖尿病を長年患っていた七十九歳の女性で、われわれ医者仲間のお母さんにあたる方が、最近少し右足先がしびれるということで、息子さんの勤務先の病院へ入院させられた。点滴治療開始後一週間たったある晩、突然心臓が動かなくなって止まってしまった。何とか蘇生したもののしばらく意識が戻らない状態が続いた。そのうちに足の先が糖尿病性壊疽のために腐り始め、仕方なく右膝より下の足の切断手術を行った。ところが手術の影響か、手術後に肺水腫といって肺に水がたまってしまって、人工呼吸器を装着した。また、腎臓の働きも悪化して尿が出なくなり、人工腎臓の使用を開始した。

息子さんが病室へ顔を出すたびに、「お願いだから早く行かせてくれ」と懇願する日が続いた。生命維持のための器械に囲まれ、薬の量も相当なものであった。約一か月後、結局力尽きて息を引き取った。毎日交代で病院へ泊りこんでいた家族も看病に疲れ、その往生際には結局家族の者は誰一人病室にいなかった。

この二つの例を比べれば、どちらがより美しい死に方かは明らかであろう。美しく死ぬとは、より人間的に死ぬということである。われわれ医療供給側からみると、病院では死にたくないと思っている人が圧倒的に多い。何でこんなお年寄りを病院へ連れてくるのかと思うほど、最近の家族は冷たくなった。家に置いておくともし急にどうかなったら心配だというが、人間の寿命が永遠だと思っているのだろうか。

これにはいろいろな理由があるのだが、死に対する恐怖というか、最近は一般の人がヒトの死を見る機会が非常に減ったということも影響しているのだろう。病院で死亡した場合、手厚い治療、看護の手を差しのべたにもかかわらず亡くなったのだから仕方がない、死者に対してできるだけのことはしてやったのだから満足であるという家族があるが、これは一種の逃げである。

何年か前に、アメリカから日本の医療を勉強に来ていたアメリカ人医師が、日本の医療には「わび」とか「さび」が存在すると言ったことをどこかで読んだ記憶がある。うまいことを言っているなあと感心したものだが、どうも最近の病院では「わび」や「さび」を取り入れた医療はできにくくなっている。やはり、寿命ということを踏まえて、最後は畳の上がよいと思う。生まれるのも死ぬのも自然がよいのである。それが生物体の本来の姿である。

「こころ」の伝達

わが国では現在幸か不幸か最長寿時代に突入してしまった。われわれの周囲のお年寄りは病人ということもあってか、必ずしも幸せそうに見えない人が多い。現役時代には偉かった人も、八十歳すぎて入院すれば看護師さんからみると「ただのおじいさん」となってしまい、威厳も尊厳もあったものではない。長生きすることが果たしてよいことなのかどうかということをいつも考えさせられる場面の一例である。

年老いた病人および家族の方々と接していて思うことは多い。先日も八十六歳になる男性が息切れがするといって来院した。軽い心不全状態によると思われたので、薬を処方してまた一週間後に来るようにと言ったら、付き添って来ていた長男のお嫁さんが、入院させてくれと懇願する。高齢の方は入院させるほどの病状でなければできるだけ自宅で面倒を見るのがよい。

そのお嫁さんは、主人は大会社の部長で毎晩帰宅が遅いし、自分も毎日コンピュータ会社で働いていて家を留守にするので、おじいちゃんの面倒をみれないと言った。お年寄りを入院させるとベッドから落ちたりして思わぬ余病を併発することがあるので、かえって悪くなるかもしれないと告げても、とにかく入院させてくれと言い張った。仕方なく入院させたところ、入院するのがもちろん嫌であったそのおじいさんは、寝間着に着替えようとせず、看護師さんを散々てこずらせた。病室へ顔を出すと「うちの嫁は買い損ないの嫁だ」と悪態をつく始末であった。

入院四日目、心不全はほとんどよくなって退院を考えていた矢先、ベッドから転落して額と右膝を打撲してしまった。そこで長男夫婦を呼び寄せようとすると、案の定二人とも仕事が忙しくて日曜日でないと顔を出せないという返事であった。しっくりいってない親子関係の裏には今までの長いいきさつがあるのだろうが、少なくともおじいさんは今幸せではない。人間どんなに偉くなっても最後が幸せでなければ、自分の一生は幸せであったとは感じないものだとよくいわれるが、まさにこのおじいさんもそうなのだろう。

今までに数多くの人の死に立ち会ったが、老いも若きも死ぬ少し前から非常に安らかな顔になる。それまでは生に執着しているが、ある時点からどうももうすぐ自分は死ぬんだということを感じ始めるように思われる。決して「死ぬのが嫌だ」などと喚き叫んで、取り乱して死んでいった人を見たことがない。まさに神に召されるという表現があてはまる。日本的な言い方をすれば「お迎えがきた」ということであろうか。死んだ人から死ぬ瞬間の気持ちを聞くわけにはいかないので、本当のところは永久にわからない。

高齢の病人や死にゆく人々、それらを取り巻く家族関係を見せつけられると、人の一生というのは一体何なのだろうと考えざるを得ない。死ぬことによって確かにその人の命は絶えて土に戻り、生物体としての人の生命は太古の昔から途切れることなく、親から子へ、子から孫へと続いていく。

東京駒場にある日本民芸館を時々訪れる。民芸というのは一般大衆の中にあって世代から世代へ伝承されている日常生活の術である。現在こういうものが次の世代へ伝えにくくなっているらしい。親から直接手ほどきを受けて会得する民芸の技術は大変重要である。できあがった作品そのものがどうのこうのというよりは、「こころ」が世代から世代へ伝わることが重要と思う。われわれが後世に伝えることができるものは、有形のものではなく、恐らくその人の生き方、考え方など無形のものの方が重要であろう。大体人間の考えることなんてギリシャ・ローマ時代からたいして進歩しておらず、人はただ先人のたどった跡を繰り返すのが精一杯のように思われる。

われわれ医者の習得する技術も、次から次へと後輩へ伝えて行くいわば民芸のようなものである。患者さんを診て診断をし、治療をしていくのは大変経験的であり、結局患者さんの言う症状を理解して身体の中で何が起こっているかを想像しなければならない。知識の伝達よりも、何より自分の持てる能力の範囲内で一生懸命に生きている姿や、生に対する考え方を示すことが今求められているようだ。

医者は病気を治せない

「医者は病気を治せない」と言うと、大方の人はびっくりするかもしれない。しかし、これは事実である。いまだに大部分の慢性疾患を前にして、医者は無力であることが多い。急性肺炎とか急性肝炎など「急性」と名のつく病気の場合は、医者が治しているのではないかと思われるかもしれない。しかし、これは病気がひとりでに治っていくのであって、決して医者が治しているのではない。

われわれの身体は、何らかの異常が発生した場合、あらゆる力を動員して何とかこれを元に戻そうとする、いわば復原力を有している。これは「自然治癒力」と呼ばれている。怪我をして身体のどこかに傷がついた時に、それが治っていくのはそのよい例である。身体内部の内臓の病気の場合は、治っていく過程を直接眼で見ることはできないが、やはり同じようなことが起こっていると考えてよい。ただし、内臓の病気では正常の機能も営みながら、傷を修復しなければならない点が切り傷などとは異なる。

医者の仕事は、生体に備わっている「自然治癒力」がよく働くようにサポートしてあげるだけである。手術で病巣を取り除く場合なども、やはりこの自然治癒力に力を貸しているだけとも考えられる。

骨を折った場合を考えてみよう。医者に骨折で全治二か月間と診断されてしまえば、どんなに頑張ってもそれを短縮するのは無理である。医者は骨がそれ以上ずれないようにギプスで固定したりして、「自然治癒力」がもっとも良好に働くように手助けしているだけにすぎない。折れた骨は時間の経過と共に自然につながっていくのである。

ところが、医者も若いうちは自分の力で治してやったと思い込んでしまうことがある。若いドクターの中には、死にかけていた病人を何人も救ったなどと得意満面になっている者がある。あくまでも病気が自然に治る力（自然治癒力）に手助けをしているにすぎないということを忘れて、思いあがっているのである。

だから、治る力がまだ残されているものは何もせずに放っておいてもよくなる場合は多い。老練な大家の病気の治し方を見ていると、何もせずにただ経過を見ているだけのことがある。若いドクターにはこのようなやり方が不満に見えるらしく、何かと手を出したがるが、そのために二次的にまたトラブルが生じるといったことは、医療の現場ではよくみられる。

それでは医者には何ができるのかというと、多くの場合医者は同じような病気をたくさん見ているから、その病気が今後どのような経過をたどるかという情報を患者さんに提供することができる。これは時に、はずれることがあるが、それは人によって養生の仕方や、いわゆる精神力などが異なる「個人差」があるからであろう。

もう駄目かと思っていた人がよくなると、「あの人は生命力が強い」などということがあるが、精神力、生命力などと呼ばれる何とか治ってやろうと思う意志は重要である。

もちろん本人の力ではどうしようもなく、病気の方で勝手に悪い方へ進行してしまうことはある。これは「自然治癒力」が尽きてしまっているのである。このような時は、冷たいようだが、「もう治りません」とか、「まず助からないでしょう」と告げなければならない。「先生の力で何とかしてくれ」とすがりつかれることがあるが、それもやはり医者が病気を治すと決め込んでいるからだろう。「医者は病気を治せない」ということがわかっていれば、こんな無理な注文が出てくるはずがない。仕方がないので、一応「全力を尽くしましょう」という慰めの言葉をかけておく。

逆に「先生のおかげで命が助かりました」などと言われると、こちらは治してあげたのではなく、病気が自然に治ったのであるから何となく照れ臭い。医者は病気が治りやすくなるように、薬やいろいろな処置により、病気を最良の状態に置くべく手を貸しているだけなのである。病気になったら、医者の力だけに頼っていたのでは駄目なことがわかって頂ければ幸いである。

著者略歴

内藤　政人（ないとう・まさひと）
１９４６年　横浜市生まれ
１９７１年　慶應義塾大学医学部卒業
１９７６年　慶應義塾大学医学部大学院修了、医学博士
１９７８年　米国フィラデルフィア留学
１９８１年　国立病院東京医療センター循環器科
１９９４年　内藤クリニック開院
専門領域は不整脈、虚血性心疾患

（本データはこの書籍が刊行された当時に掲載されていたものです）

だから、医者は病気を治せない

2023年3月31日発行

著　者　内藤政人
発行者　向田翔一

発行所　株式会社22世紀アート
〒103-0007
東京都中央区日本橋浜町3-23-1-5F
電話　03-5941-9774
Email: info@22art.net　ホームページ：www.22art.net

発売元　株式会社日興企画
〒104-0032
東京都中央区八丁堀4-11-10 第2SSビル 6F
電話　03-6262-8127
Email: support@nikko-kikaku.com
ホームページ：https://nikko-kikaku.com/

印刷
製本　株式会社PUBFUN

ISBN：978-4-88877-181-8